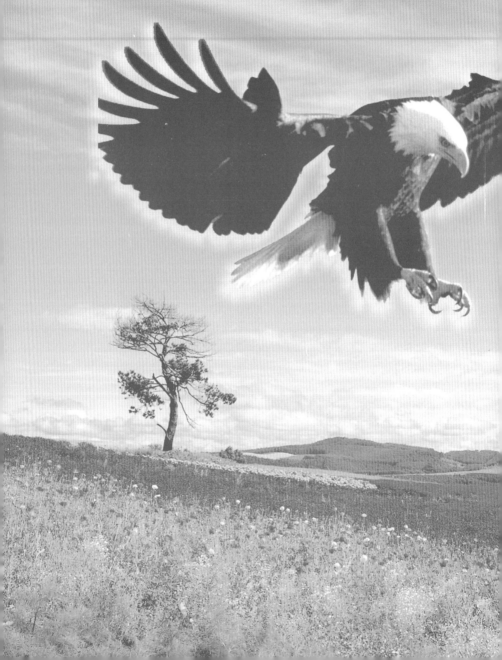

大展好書　好書大展
品嘗好書　冠群可期

大展好書　好書大展
品嘗好書　冠群可期

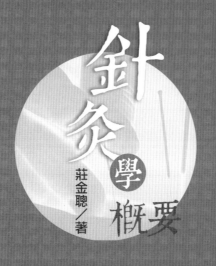

針灸學概要

莊金聰／著

國家圖書館出版品預行編目資料

針灸學概要 / 莊金聰 著
——初版，——臺北市，品冠文化出版社，2022 [民 111.06]
面；21公分—（休閒保健叢書；53 ）
ISBN　978-626-95538-2-2（平裝）
1.CST: 針灸 2.CST: 經穴
413.91　　　　　　　　　　　　　　　　111005017

針灸學概要

著　　者／莊金聰

發 行 人／蔡孟甫

出 版 者／品冠文化出版社

社　　址／臺北市北投區（石牌）致遠一路2段12巷1號

電　　話／（02）28233123，28236031，28236033

傳　　真／（02）28272069

郵政劃撥／19346241

網　　址／www.dah-jaan.com.tw

E - m a i l／service@dah-jaan.com.tw

登 記 證／北市建一字第227242號

承 印 者／傳興印刷有限公司

裝　　訂／佳昇興業有限公司

排 版 者／楊子欣

初版1刷／2022年（民111）6月

定價／280元

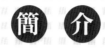

簡 介

　　針灸有著悠久的歷史，並與穴位息息相關，針灸可以舒解疼痛，以及減少止痛藥物的使用量。穴位按壓可能有助於減緩疼痛。熟練的針灸技術是必需的，如何確保針灸在正確的穴位上，本書將介紹針灸與十四經脈之關係。

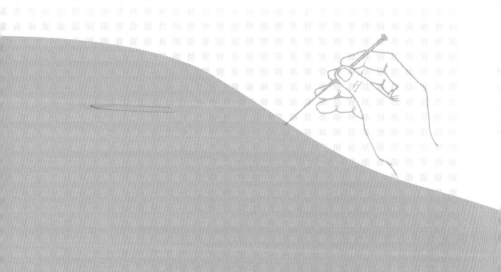

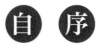

自 序

· 莊金聰 ·

　　針灸是中國古老的一種醫術，有幾千年的歷史，因攜帶方便，手術快速有效，所以能流傳至今而不墜，求學年代當時吳惠平針灸博士，醫好了某一國的國王宿疾，轟動一時，那時就對中醫針灸產生了好奇與興趣。

　　直到1977年拜八卦掌宗師王明渠老師習武，才開始拜師學藝請益多師，學習中醫及針灸，當時有名的中醫師修養齋先生更是針灸高手，在手三里穴上運針可透12經絡的飛經走氣手法，而我的姐夫倪清和是中醫師也是在教武術以及靜坐氣功。

　　當時好奇的是在古代，解剖不盛行，如何發覺身體的穴位，以及某個穴位可以治療那些疾病，而穴位在體內無法用肉眼窺視，我們的老祖宗真聰明，針灸的出現，我想是中國人的集體創作不可能一個人所能完成……。

而針灸的穴名更有意思，舉例如下：

內　　關：這是手厥陰心包絡經刺激穴位可緩和心臟跳動
　　　　　過快心悸現象，所以從內把它關起來。

血　　海：脾經穴道，脾統血治療月經異常現象。

三陰交：是肝、腎、脾三陰經交會的穴道，所以能治三
　　　　　陰經的病症。

少　　衝：心臟無力跳動。

列　　缺：是因為此穴在骨筋隙缺中，故取名列缺。

聽宮、聽會：在耳朵附近，所以可治耳疾。

睛　　明：一針眼睛就明亮。

水　　分：治療一切水病。

　　一看其名就可知道治療其病真有趣，就因為好奇與興
趣，對此樂此不疲，從此與中醫結緣至今。而寫此本針灸書，
最主要是教學方便，因為在長青中心教太極拳及中醫保健，對
象是一些年長者，記憶較差，教過很快就會忘記，為了讓長者
對針灸有一概念及脈絡可尋，書中力求實際簡單明瞭扼要不作
高深的理論與研究，所以取名「針灸學概要」。

目　錄

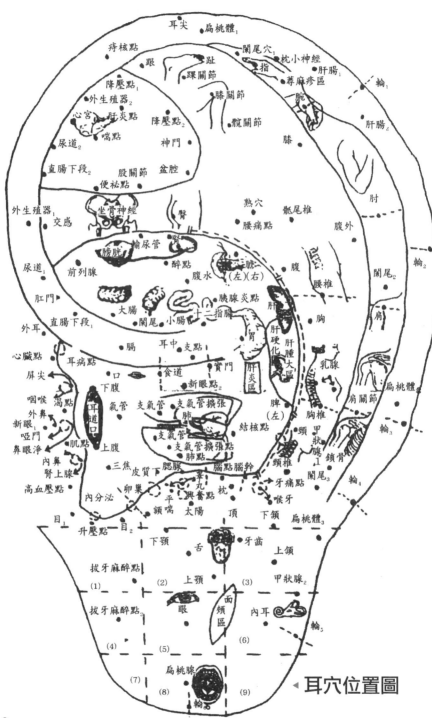

耳穴位置圖

前　言

【十二經與奇經八脈】

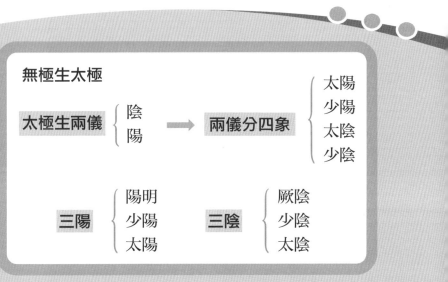

無極生太極

太極生兩儀 { 陰　陽 } ➡ 兩儀分四象 { 太陽　少陽　太陰　少陰 }

三陽 { 陽明　少陽　太陽 }　　三陰 { 厥陰　少陰　太陰 }

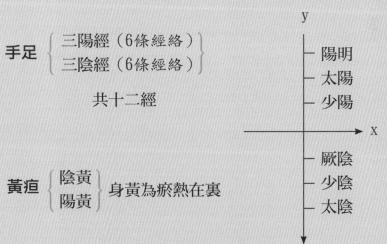

手足 { 三陽經（6條經絡）　三陰經（6條經絡） }

共十二經

黃疸 { 陰黃　陽黃 } 身黃為瘀熱在裏

y
｜ 陽明
｜ 太陽
｜ 少陽

➡ x

｜ 厥陰
｜ 少陰
｜ 太陰

奇經八脈

1 陽維		苦寒熱
2 陰維		苦心痛
3 陽蹻		陽緩而陰急
4 陰蹻	為病	陰緩而陽急
5 任脈		其內苦結男子為七疝，女子為瘕聚
6 督脈		脊強而厥
7 衝脈		逆氣而裏急
8 帶脈		腹滿腰溶溶若坐水中狀

《黃帝內經》十二時辰臟腑經絡

	手	肺經	大腸	手	
太陰		寅時：03:00-05:00	卯時：05:00-07:00		陽明
	足	脾經	胃	足	
		巳時：09:00-11:00	辰時：07:00-09:00		
少陰	手	心經	小腸	手	太陽
		午時：11:00-13:00	未時：13:00-15:00		
	足	腎經	膀胱	足	
		酉時：17:00-19:00	申時：15:00-17:00		
厥陰	手	心包絡	三焦	手	少陽
		戌時：19:00-21:00	亥時：21:00-23:00		
	足	肝經	膽	足	
		丑時：01:00-03:00	子時：23:00-01:00		

寸口與五臟六腑之配位

寸口：寸關尺

關：界趾

尺寸終始：一寸九分

> 關之前者陽之所治也，脈當見 九分為浮
>
> 關之後者陰之所治也，脈當見 一寸而沉

掌後高骨為關——關者界趾也。

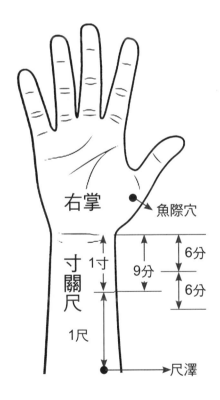

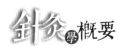

第一章

【手太陰肺經】

（11穴左右，共22穴道）

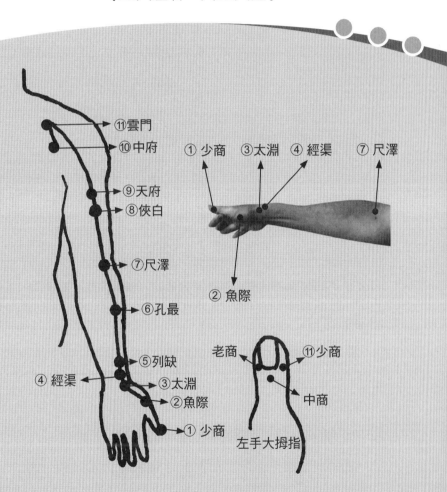

⑪雲門
⑩中府
① 少商　③太淵　④ 經渠　⑦ 尺澤
⑨天府
⑧俠白
② 魚際
⑦尺澤
⑥孔最
⑤列缺
④ 經渠　③ 太淵
② 魚際
① 少商

老商　⑪少商
中商
左手大拇指

▲【手太陰肺經】圖

13

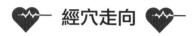

❤〜 經穴走向 ❤〜

　　肺經脈起中焦胃，下絡大腸，還循胃口貫膈絡肺，出缺盆，上至咽，循臂內廉出肘彎，經橈骨尖上魚際出大指，指甲內側端。其支者從腕後列缺穴，直出次指內廉出其端交手陽明大腸經。

【手太陰肺經】經穴歌訣

　中府、雲門、天府 訣，
　俠白、尺澤、孔最 存，
　列缺、經渠、太淵 涉，
　魚際、少商　如 韭葉。

何謂宗氣？

　　宗氣指聚積在人體胸中的氣，胃之大絡，名曰虛里，貫膈絡肺，出左乳下，其動應衣，脈宗氣也。

氣：1.宗氣：營氣、衛氣。
　　2.胃氣：人無胃氣必死。
　　3.腎間動氣：丹田命門之火。
　　4.真臟脈。

《手太陰肺經》

1. 起於**中焦**胃，下絡大腸，循胃口貫膈絡肺，出缺盆，上至咽，循臂內廉出肘彎，經橈胃尖上**魚際**，出大指指甲內側端。（肺與大腸互為表裏經）。

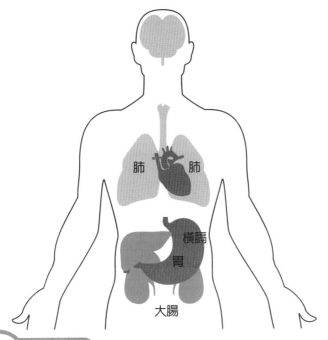

 小錦囊

【刮痧】由上而下，由內而外（臉色蒼白不可刮痧、放血，所有耳穴都要貼神門）。

【身體三大淋巴系統】
腋部、頸部、鼠蹊部，平時多按摩、拉筋！

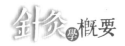

2. 其支者從 **列缺**，別走 **陽明**（肺與大腸互為表裏經）。

針灸尺寸採用同身寸法：

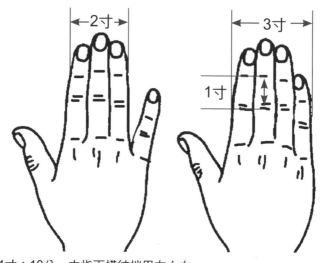

1寸：10分。中指兩橫紋端男左女右。
2寸：量1寸的兩次。食、中、無名指合併（3個指頭）。
3寸：4個手指頭，以右手為準。(食、中、無名、小指4個指頭)。
4寸：3寸+1個指頭。

 小錦囊

【功療】少商穴：喉嚨痛，由中府穴順著經絡往
下搓。
魚際：乘車嘔吐可按魚際。

【小叮嚀】耳垂有溝紋注意心臟及中風。

1 少商

【穴位】在大拇指指甲內側，距指甲一分處。

【主治】咽喉炎、扁桃腺發炎，
　　　　高熱不止，中風昏迷及
　　　　一切休克。

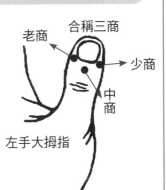

合稱三商
老商
少商
中商
左手大拇指

【手法】針1分或放血。

【主治】失眠症。

【手法】針→安眠、神門、內關、失眠、印堂。

【處方】
1. 神經衰弱性→酸棗仁湯3g。
2. 貧血性→歸脾湯。
3. 肝膽火盛→用溫膽湯。

【主治】記憶力減退。

【處方】
桂枝加龍骨牡蠣湯　(腦神經衰弱)。
柴胡加龍骨牡蠣湯　(早晨醒來口苦)。

小錦囊

【功療】少商配商陽→咽喉腫痛、甲狀腺腫
　　　　中風急救穴→耳垂放血
　　　　扁桃點，天柱專治咽喉病

2　魚際

【穴位】在第一掌骨本節與次節關節交縫之凹
陷處，按大拇指酸麻處。

【主治】支氣管炎、肺病、大指
　　　　不用，胃中寒，氣喘、
　　　　瀉熱配太淵治氣喘。

【手法】針5分。

【功療】氣喘→魚際配太淵。
　　　　乘車嘔吐→按摩魚際。

【處方】胃疾→香砂六君子湯。

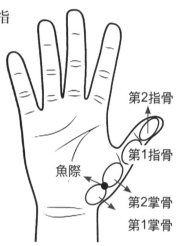

第2指骨

第1指骨

魚際

第2掌骨

第1掌骨

 小錦囊

● 小便白濁→金鎖固精丸、桂附八味丸

● 性病而引起之小便白→萆薢分清飲、龍膽瀉肝湯

● 壞血症→歸脾湯

● 小便不通→五淋散

● 婦人第一要藥→加味逍遙散

● 美容→桂枝茯苓丸、加味逍遙散

● 治雀斑→人參當芍散

3 太淵

【穴位】在掌後橫紋中心，在橈骨上之骨尖盡
處（橈骨上舟狀骨後凹陷處，寸口前
橫紋頭，大指立起時有大筋豎起，筋
內側凹陷處）

【主治】氣管炎、肺氣腫、感冒、咳嗽、習慣性低血壓（搭
配列缺）。

【主治】針3分。

【功療】為肺經之原穴，早產的嬰
兒可按太淵多按摩提昇免
疫力預防感冒。

小錦囊

循經取穴　原絡相配

針灸

70%下在神經幹

30%下在末梢神經

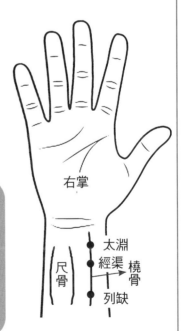

右掌

太淵
經渠
橈骨
尺骨
列缺

4 經渠

【穴位】在太淵穴斜前5分之橈骨尖凹陷處為經穴。

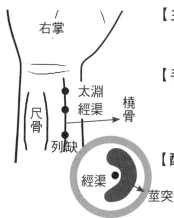

右掌

太淵
經渠
尺骨
列缺
橈骨

經渠
莖突

【主治】肺病、肺氣腫、支氣管炎、咳嗽、咽喉炎。

【手法】針3分（在掌後之高骨（莖突）正中央骨隙間，避開動脈針3分）。

【配穴】肩背痛→天髎、肩中俞、後谿。

5 列缺

為肺經之絡穴　　為四總穴之一，為八脈會穴之一，通於任脈。

【穴位】兩手自然交叉食指尖處，在橈骨骨隙間凹陷處。

【主治】治頭面諸疾、扁桃腺炎、肺氣腫、氣喘、咽喉炎。

【手法】針3分。

小錦囊

四總穴：

肚腹三里留，腰背委中求，
頭項尋列缺，面口合谷收。

6　孔最　為肺經之郄（隙）穴

【穴位】從尺澤下3寸與從尺澤往外斜45度之交
點。

【主治】痔瘡痔瘻、咳嗽；孔最配列缺
作為肺部手術之麻醉穴。亦為
擒拿術之用穴。

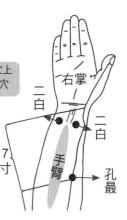

二白穴：在大陵穴上
4寸大筋內外各一穴

【手法】針7分。
郄穴：氣血所凝聚之處。

【主治】痔瘡。

【手法】扎孔最、承山、二白、委中。

【處方】紅腫：桂枝茯苓丸＋龍膽瀉肝湯
出血：乙字湯。

7　尺澤

【穴位】在手肘關節上之橫紋中，正當大筋外
凹陷處。

【主治】頭面諸瘡，癰腫毒，肺炎，氣管炎。拍打治飛蛇。

【手法】針8分或放血。（作用為清熱解毒）為合穴。
合穴特性：本經之一切慢性病，久年病，虛弱症，
清熱解毒。

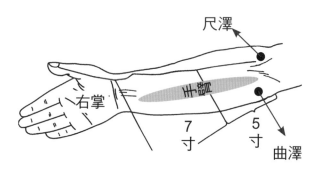

【主治】治青春痘。

【配穴】內分泌→曲池、合谷、足三里、上星、太衝。

【處方】 1.清上防風湯3g。

2.小柴胡湯2g+黃連解毒湯1g。

3.嚴重：十味敗毒散【主治】治瘡腫。

【處方】金銀花湯，真人活命湯。

【主治】皮膚敏感：蕁麻疹。

【處方】消風散、荊防敗毒散。

【主治】經期不順。

【處方】荊防敗毒散+加味逍遙散。

小錦囊

【功療】放血→治上焦風熱，顏面諸瘡疔。

拍打→治飛蛇。

【主治】攝護腺腫大。

　　　　針：太谿、復溜、築賓、三陰交、陰陵泉。

　　　　灸：天井、曲池。

【處方】桑螵蛸散＋鋅。

【主治】男人性無能。

【處方】天王補心丹（早）、桂附八味（晚）。

【主治】婦女產後坐骨神經痛。

【配穴】針：秩邊、坐骨點、委中、承扶、承山、崑崙、京
　　　　骨；側面：環跳風市。

【處方】{ 1.藥物疏經活血湯3g
　　　　 2.複方：五積散1.5g+薏苡仁湯2.5g

8
俠白

【穴位】從天府直下1寸（下2寸針斜）

【主治】同天府。

【手法】針五分。

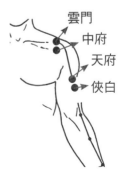

雲門
中府
天府
俠白

9
___
天府

【穴位】a.前腋縫下3寸正當雙頭肌內緣
　　　　b.將手舉135度則鼻尖盡處。
　　　　c.前腋縫盡處下3寸，在雙頭肌
　　　　　正中央肌肉間凹陷處。

【主治】肺炎、咳嗽、手臂不舉。

【手法】針5分避開動脈。

天府

10
___
中府

【穴位】從雲門穴直下1.6寸。

【主治】同雲門瀉胸中之熱。

【手法】針3分。

　　　　扎到穴道為得氣(the'chi)，針尾會連續
　　　　震動（1.6寸為兩肋間之間距）。

11
___
雲門

【穴位】從乳中外開2寸直上當鎖骨與第一肋
　　　　骨之間。

【主治】感冒、咳嗽、氣管炎，肺炎胸痛澈
　　　　背、手臂不舉。肋間神經痛。

【手法】針3分不可過深。

小 錦 囊

久咳不癒可刮肺經的痧，由中府往太淵穴刮。

營：血液

衛：免疫系統

第二章

【手陽明大腸經】

（20穴左右，共40穴道）

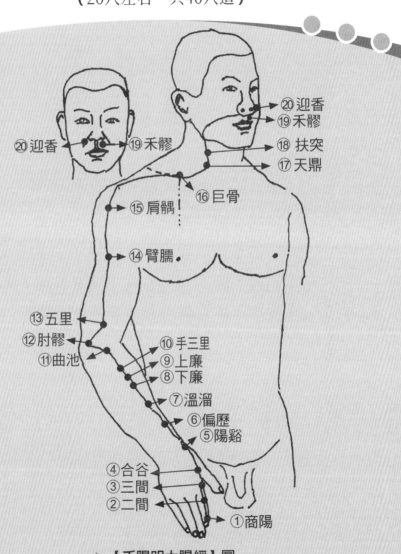

⑳迎香 ⑲禾髎
⑱扶突 ⑰天鼎
⑯巨骨
⑳迎香 ⑲禾髎
⑮肩髃
⑭臂臑
⑬五里
⑫肘髎
⑪曲池
⑩手三里
⑨上廉
⑧下廉
⑦溫溜
⑥偏歷
⑤陽谿
④合谷
③三間
②二間
①商陽

▲ 【手陽明大腸經】圖

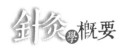

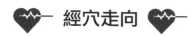

其脈起於大指，次指之端，循指上廉出合谷兩骨之間，上入兩筋之中，循臂上廉，入肘外廉，上肩，出髃骨之前廉，上出柱骨，下入缺盆，絡肺、下膈、屬大腸；其支者，從缺盆上頸貫頰入下齒中，還出挾口，交人中穴，上行於鼻孔兩側，循禾髎，迎香，而交於足陽明胃經。

【手陽明大腸經】 經穴歌訣

手陽明穴起商陽，二間三間合谷藏，
陽谿偏歷溫溜長，下廉上廉手三里，
曲池肘髎五里近，臂臑肩髃巨骨當，
天鼎扶突禾髎接，鼻旁五分號迎香。

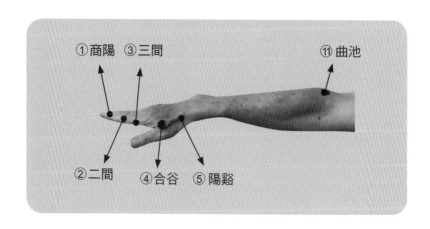

①商陽 ③三間　　　　　　　　⑪曲池
②二間　④合谷　⑤陽谿

1
商陽

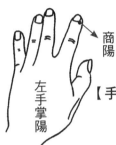

商
陽

左手掌
陽

【穴位】在食指指甲內側距指甲一分處。

為12經井穴之一。

【主治】高熱不退，中風或休克昏迷不醒，臉面諸瘡癰腫毒。

咽痛（吞口水會痛）→商陽穴放血。

喉痛（呼吸會痛）→少商穴放血。

【手法】針1分或放血。

·薏苡芒孕婦忌食因為會鬆弛子宮。

2
二間

【穴位】在食指本節前凹陷處，正當本節橫紋盡處。

【主治】牙痛、顏面神經麻痺、臉面腫毒。

【手法】針3分或沿皮扎（前一分進針）或直扎。

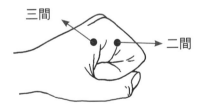

三間

二間

3
三間

【穴位】在食指本節後凹陷處，正當筋骨間。

【主治】牙痛、顏面諸疾。

【手法】針5分。

4
合谷

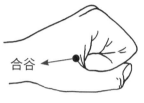

合谷 ◄───

【穴位】在大拇指與食指交縫之橫紋後一分，
　　　　為大腸經之原穴，為四總穴之一。

【主治】顏面神經麻痺、頭痛、偏頭痛及上焦
　　　　病（橫膈以上至頭部）。

【手法】針七分可透勞宮及後谿。

【功療】五臟六腑有病皆取之原穴止
　　　　痛，退熱、消炎、開竅醒
　　　　神、中風要穴。

小錦囊

【功療】偏重感冒咳嗽→曲池、尺澤、合谷。
　　　　配曲池穴→治感冒，發燒多按摩曲池、合
　　　　谷兩穴，可提高免疫力。

【功療】為胸腔及頸頭部開刀手術之麻醉穴。
　　　　巨刺：刺經→病在左取之右。
　　　　繆刺：刺絡→病在右取之左。
　　　　經→絡→孫絡。

【四總穴】面口合谷收，頭項尋列缺，
　　　　　肚腹三里留，腰背委中求。

【小叮嚀】消毒針最佳75%酒精。
　　　　　（公賣局酒精為95%）。

【禁忌】孕婦禁針（補合谷瀉三陰交──墜胎）。

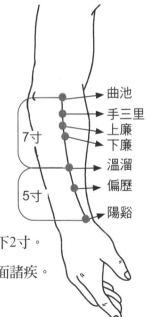

5 陽谿

【穴位】在腕側關節之凹陷處直對大拇指，正當兩筋間，合谷穴直上約2寸處，在橈骨與掌骨之關節處。

【主治】中風半身不遂、顏面神經麻痺、頭痛。

【手法】針5分避開動脈。

陽谿

6 偏歷

【穴位】兩手自然交叉中指盡處（靠橈骨端）為大腸經之絡穴。

【主治】臉面諸疾、咳嗽、氣管炎、中風半身不遂。

【手法】針五分。

7 溫溜

【穴位】從偏歷穴上約2寸筋骨間。

【主治】同偏歷穴。

【手法】針5分。

曲池
手三里
上廉
下廉
溫溜
偏歷
陽谿

7寸

5寸

8 下廉

【穴位】從手三里穴直下2寸。

【主治】手臂酸痛、顏面諸疾。

【手法】7分。

9 上廉

【穴位】從手三里穴直下1寸。

【主治】同下廉。

【手法】7分。

10 手三里

【穴位】從曲池穴直下2寸，正當橈骨內緣肌肉凸起處。

【主治】中風半身不遂、手臂癱瘓（扭傷或不舉）、顏面諸疾，手臂麻木或酸痛（配外關）。

【手法】針8分或1寸（或灸）。

【配穴】配足三里治胃潰瘍。

11 曲池

【穴位】拱手取穴，在肘關節凹陷處。（撓側）外上緣。

【主治】一切皮膚病、高熱高血壓、癰疽腫毒、面部諸疾。

【手法】針8分。

【配穴】一針可選尺澤、曲澤、少海。

【功療】本穴為清熱解毒之特效穴。

【配穴】搭配血海、三陰交、湧泉、築賓，灸比針好。

12 肘髎	【穴位】從曲池直上1.5寸，正當肱骨內緣。
	【主治】手臂不舉，手肘關節酸痛。
	【手法】針7分。

13 五里	【穴位】從曲池直上3寸，在肱骨外上緣凹陷處。
	【禁忌】禁針。

14 臂臑

【穴位】在三角肌下緣正中央，肌肉溝中凹陷處。

【主治】主治一切眼疾之特效穴、手臂、肩背酸痛。

【手法】針8分或1寸由下往上斜扎。

扶突
天鼎
巨骨
肩髃
臂臑
五里
肘髎

小錦囊

【處方】解酒方 ⎰ 二朮湯3g
⎱ 葛根湯1.5g

【處方】皮膚搔癢 濕性：加味逍遙散
乾性：消風散、十味敗毒散

15 肩髃

【穴位】在肩關節正中央舉臂有大凹處（有兩個凹陷取在前方小四部）。

【手法】針6分。

【配穴】五十肩→搭配伏兔、風市（對側）
三角肌萎縮→肩髃穴、臂臑穴。

16 巨骨

【穴位】在肩峰粗隆之前緣，骨開歧處。

【主治】肩背痛、手臂不舉、五十肩。

【手法】針5分不可過深應配足三里。
針扎在肩峰突起後，介於鎖骨與肩胛骨開歧凹陷處。

17 天鼎

【穴位】在扶突直下1寸，動脈應手處。

【主治】頸部癭（甲狀腺腫）瘤失音咽喉炎與扶突同功效。

【手法】針3分。

18 扶突

【穴位】從廉泉旁開三寸動脈應手處在胸瑣乳突肌內側緣。

【主治】同天鼎。

【手法】針3分（避開動脈）。

19
禾髎

【穴位】從人中旁開5分處，在鼻孔下1分。

【主治】顏面神經麻痺、一切鼻疾、三叉神經痛。

【手法】針3分由內往外沿皮扎（向前1分斜扎）。

【主治】月經不來 （胞門、子戶→關元旁開2寸）

【手法】灸（帶脈）→關元、胞門、子戶、血海、三陰交。

針（耳針）→ 內分泌、腎上腺、卵巢、子宮、皮質下。

【處方】加味逍遙散。

20
迎香

【穴位】從鼻端作一水平線與笑溝之交點。

【主治】三叉及顏面神經麻痺、一切鼻疾。

【手法】針3分處或由下往上扎。

小錦囊

【叮嚀】扎上面諸穴針要特別消毒。

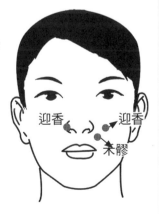

迎香　　　迎香

禾髎

針灸學概要

【任脈】（24穴）

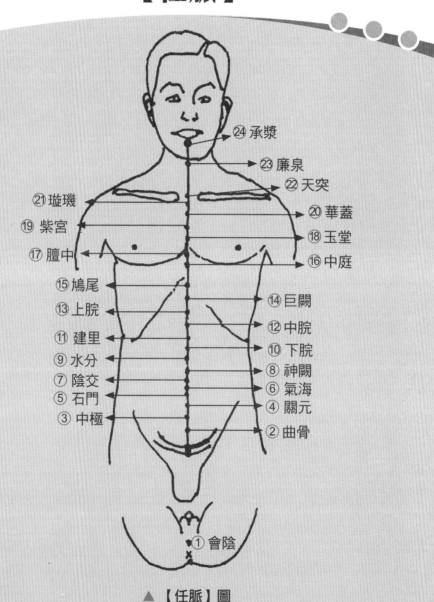

② 承漿
② 廉泉
② 天突
② 璇璣
② 華蓋
⑲ 紫宮
⑱ 玉堂
⑰ 膻中
⑯ 中庭
⑮ 鳩尾
⑭ 巨闕
⑬ 上脘
⑫ 中脘
⑪ 建里
⑩ 下脘
⑨ 水分
⑧ 神闕
⑦ 陰交
⑥ 氣海
⑤ 石門
④ 關元
③ 中極
② 曲骨
① 會陰

▲【任脈】圖

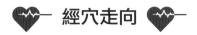 — 經穴走向 —

貫穿心窩膻中及腹部的任脈，是「奇經八脈」之一，與督脈並稱任督二脈。任脈計有24穴，即會陰、曲骨、中極、關元……神厥、膻中、玉堂、紫宮、華蓋、璇璣……廉泉、承漿。

「任」字，有擔任、任養之意。任脈為「手、足三陰脈之海」。

【任脈】經穴歌訣

任脈三八起會陰，曲骨中極關元銳，

石門氣海陰交仍，神闕水分下脘配，

建里中上脘相連，巨闕鳩尾蔽骨下，

中庭膻中慕玉堂，紫宮華蓋璇璣夜，

天突結喉是廉泉，唇下宛宛承漿舍。

〔循行〕

本支：《素問·骨空論》：「任脈者，起於中極之下，以上毛際，循腹里，上關元，至咽喉，上頤，循面入目。」《難經·二十八難》所載基本相同。「中極之下」其穴始於會陰，沿腹部正中上行，「上頤」至承漿，於面部承泣穴處「入目」。

起源：《靈樞·五音五味》：「衝脈、任脈皆起於胞中」。胞中，也是《難經·六十六難》所說的「臍下腎間動氣」所在，一般稱為「丹田」，指督、任、衝脈之氣均發源於此。

〔病候〕

任脈起於少腹，為肝、脾、腎三陰所會，其病症即以下焦、產育為主。《素問·骨空論》：「任脈為病，男子內結七疝，女子帶下，瘕聚。」《難經·二十九難》所載基本相同，總的都是指生殖器官的病症。《骨空論》：「其女子不孕，癃、痔、遺溺、嗌乾」；《脈經》：「若少腹繞臍，下引橫骨，陰中切痛」，均屬任脈之病。

1 會陰

【穴位】介於大小便之兩陰之間。

【主治】溺水、上吊、休克等之急救。

非急救時，通常不針，淋病、陰癢、陰腫等一切生殖器官諸疾。

【手法】針7分。

【功療】任、衝、督三脈、交會穴、長壽穴。

會陰穴在傷科稱為海底穴。

2 曲骨

【穴位】在恥骨上緣正中央凹陷處。

【手法】針5分或灸。

【主治】遺精、下焦濕熱、五淋陽痿。

【處方】淋病
1. 五淋散
2. 龍膽瀉肝湯
3. 八正散2g＋加味逍遙散1.5g
4. 萆薢分清飲

【處方】夢遺
1. 桂枝加龍骨牡蠣湯
柴胡加龍骨牡蠣湯（胸部脹痛）
2. 蓮子清心飲
3. 桂附八味丸（精力透支者）（晚）
＋天王補心丹（早）
4. 金鎖固精丸
5. 三才封髓丹
6. 遺精白濁：萆薢分清飲

小錦囊

夢遺：灸→關元、中極、腎俞、三陰交、足三里、合谷諸穴

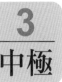

$\dfrac{3}{中極}$

【穴位】在神闕直下4寸。

【主治】一切生殖器官諸疾、
　　　　白帶過多（配三陰交）
　　　　（八味帶下丸）、不孕症。

【手法】針7分。

【禁忌】從巨闕到曲骨，
　　　　孕婦禁針。

$\dfrac{4}{關元}$

【穴位】從神闕直下3寸，
　　　　為命門真火所在。

【主治】一切生殖器官諸疾；
　　　　腦神經衰弱、小便頻數、
　　　　大便溏泄。

【手法】針7分。

$\dfrac{5}{石門}$

【穴位】在神闕直下2寸。

【主治】腸炎瀉痢、肚腹絞痛、鼓脹水腫

【手法】針1寸。

【禁忌】女性一律禁針。

【主治】絕孕。

【手法】在神闕直下2.3寸，針1.5寸。

巨闕 ┐
上脘 │
中脘 ├ 胃
建里 │
下脘 ┘
水分 ┐
肚臍心 神闕 │
陰交 ├ 腸
氣海 │
石門 ┘
關元 ┐
中極 ├ 生殖
曲骨 ┘

第三章　【任脈】

6
氣海

【穴位】從神闕直下1.5寸,為氣之海故謂之。

【主治】一切氣之為疾,為利尿減肥要穴,肚腹脹氣,一切水氣病、腸炎瀉痢。

【手法】針1寸。

虛症→灸;實症→針。

肘後歌:手不過肘、腳不過膝、
五腧穴(即五行穴)。

【叮嚀】婦人有孕把脈時,左手左寸手少陰脈動甚陰搏陽別謂之有子。

7
陰交

【穴位】在神闕直下1寸,為諸陰經之交會穴故謂陰交。

【主治】一切生殖器官諸疾,水腫諸疾。

【手法】針7分。

 小錦囊

【處方】

水腫病→陽水─疏鑿飲,舟車飲(上焦)
陰水─實脾飲(下焦)

肝硬化腹水→龍膽瀉肝湯

肝硬化→第1帖:加味逍遙散2g、四物湯2g。
第2帖:當歸龍薈湯。

心瓣膜障礙之腹水症→變製心氣丸

腎臟性水腫(雙腿浮腫)→越婢加朮湯、豬苓散

8
神闕

【穴位】肚臍心。

【主治】腹痛氣脹。

【手法】不針不灸，不可拔火罐。

9
水分

【穴位】在神闕直上一寸。

【主治】一切水病、水腫病。

【手法】針6分或灸。

 小錦囊

【處方】

膝關節水腫無力→木防已湯、防已黃耆湯（佳）

內分泌失調之多汗症→五苓散

陽虛自汗→牡蠣湯

陰虛盜汗→柏子仁湯

甲狀腺分泌過少→（即瘦）

甲狀腺分泌過多→用炙甘草湯

【配穴】多汗症→ 灸：水分、氣海

針：合谷、陰郄、復溜

耳針：內分泌、皮質下、

交感、神門、心

【配穴】眼睛突出→針：水分、氣海、神門、

內關、足三里

10 下脘

【穴位】從神闕直上2寸。

【主治】胃炎、胃下垂、氣喘病、胃潰瘍、胃痛、胃酸過多、胃出血。

【手法】針1寸。

11 建里

【穴位】從神闕直上3寸。

【主治】同下脘。

【手法】針1寸。

12 中脘

【穴位】從神闕直上4寸，為八會穴之一。

【主治】同下脘，兼治六腑病。

【手法】針8分。

13 上脘

【穴位】從神闕直上5寸。

【主治】同下脘。

【手法】針1寸。

【配穴】三脘一齊下治胃病、氣喘、癲癇。

 小錦囊 八會穴

臟會章門（肝經）　　血會膈俞（膀胱）
腑會中脘（任脈）　　筋會陽陵泉（膽經）
脈會太淵（肺經）　　髓會絕骨（腦膜炎）（膽經）
氣會膻中（任脈）　　骨會大杼（膀胱經）

14	【穴位】從神闕直上6吋。
巨闕	【主治】心臟病、胃病、嘔吐反胃、食道痙攣、胃脹氣、肚腹絞痛。
	【手法】針3分。

15	【穴位】從中庭直下1.6寸正當胸骨劍突下緣正中央。
鳩尾	【主治】心臟病、肋間神經痛,同中庭。
	【手法】針3分,不可過深。

 小錦囊

【穴位療法】胃神經性嘔吐→針足三里。

　【處方】代赭石旋覆花湯、半夏厚朴湯。

【穴位療法】妊娠嘔吐→針足三里。

　【處方】丁香柿蒂散、半夏厚朴湯。

【穴位療法】一切腸胃病→足三里、上巨虛、

　　　　　　下巨虛、公孫、內關、中脘。

　【處方】胃酸過多→左金丸。

　　　　　胃潰瘍→ 1.白地瓜絞汁+蜜+白開水。

　　　　　　　　　 2.半瀉六君子湯。

16 中庭

【穴位】從膻中直下1.6寸，即心窩。

【主治】心臟病、肋間神經痛，同鳩尾。

【手法】針3分，由下往上沿皮扎。

17 膻中

【穴位】雙手高舉過肩，正當兩乳間與胸骨正中央線之交點，為八會穴之一。

【主治】心臟病、氣喘病（合谷、內關、足三里、豐隆、膻中或天突）、肋間神經，高熱（放冰塊）、狹心症、一切乳疾。

【手法】針3分（由下往上沿皮扎）輕刮治心疾（注意心臟）。

18 玉堂

【穴位】在膻中直上1.6寸。

【主治】同膻中。

【手法】針3分，沿皮扎。

19 紫宮

【穴位】在膻中直上3.2寸。

【主治】肺病、心臟病、氣管炎。

【手法】針3分，沿皮扎。

气喘用针
天突
璇璣
華蓋
紫宮
玉堂
乳中 ● 膻中 乳中
心窩 中庭
鳩尾
巨闕

小錦囊

【穴位療法】戒菸→耳針：神門、交感、肺點。

20
華蓋

【穴位】在膻中直上4.8寸。

【主治】一切肺病、肺機能不足、中氣不足、氣管炎（華蓋散）。

【手法】針3分，沿皮扎。

21
璇璣

【穴位】在天突直下1寸。

【主治】同華蓋。

【手法】針3分，沿皮扎。

22
天突

【穴位】在胸骨上緣正中央，正當兩鎖骨尖中央（凹陷處）。

【主治】氣喘病、喉間有痰響聲。

【手法】針3分，由上往下沿皮扎（將針彎成90度，將皮拿起由上往下）。

23
廉泉

【穴位】在會厭軟骨上緣正中央凹陷處。

【主治】失音、音瘂、聲帶、麻痺、唾液分泌失調（響聲破笛丸加木通）。

【手法】針3分直扎。

小錦囊

急性腰扭傷 { 1.針京骨（雙）
2.委中放血或針後谿、腎腧

24
承漿

【穴位】在下巴正中央凹陷處。

【主治】顏面及三叉神經麻痺。腰痛、下牙床痛。

【手法】針3分。

 小錦囊

【處方】

1.失眠（腦神經衰弱之失眠）┌a.硃砂安神丸
　　　　　　　　　　　　　　└b.酸棗仁湯

2.貧血性(血虛)不眠症┌a.硃砂安神丸
　　　　　　　　　　　└b.歸脾湯

3.肝膽火盛┌a.硃砂安神丸
　　　　　　└b.溫膽湯

4.甲狀腺分泌不足→16味流氣飲

　甲狀腺亢進→炙甘草湯

　針┌耳針甲狀腺1.2.3.4
　　└神門、交感、內分泌、皮質下、腎上腺
　　　→配體穴少海2穴用灸的

5.戒菸→神門、交感、肺點→耳針

第四章
【手少陰心經】
(9穴，左右共18穴)

〔具有鎮靜、安眠、強心、解毒〕

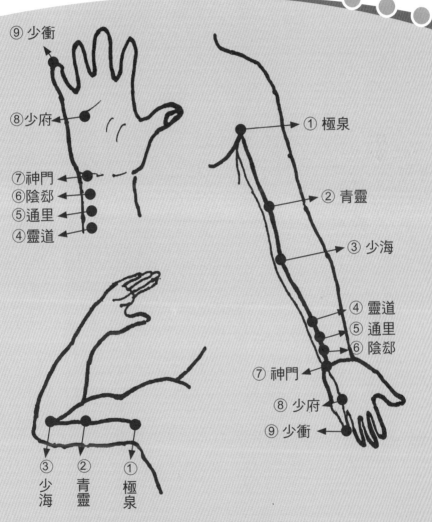

▲ 【手少陰心經】圖

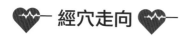

🫀— 經穴走向 🫀—

手少陰心經受之於足太陰脾經，起心中，出屬心系，下膈，絡小腸。其支者，從心系上挾咽，進入眼球內眥。另一直行支脈，從心系上行肺部，下循臑內後廉，從手太陰肺經，下肘內廉，循臂內後廉，抵掌後銳骨之端，入掌內後廉，循小指之內，出其端。午時（11時至13時），氣血注此。

【手少陰心經】歌訣

九穴午時手少陰，極泉青靈少海深，
靈道通里陰郄遂，神門少府少衝尋。

1 極泉

【穴位】在腋窩正中央當兩筋間動脈應手處。

【主治】狐臭、肋間神經痛、心臟病、手臂內廉痛。

【手法】針5分。

小錦囊

【叮嚀】多按摩救急穴 →
- 極泉：心臟不好
- 鼠蹊：肝不好
- 委中：腰不好

昏迷→人中・休克→極泉

【叮嚀】刮痧由手往上推至極泉穴洩心包絡之熱，謂之推天河水。

【叮嚀】極泉穴愈肥厚，心臟愈不好，強刺激。

2 青靈

【穴位】在極泉下六寸（肘上3寸）。
下臂：尺骨（靠近小指尖）橈骨
上臂：肱骨。

【禁忌】禁針。

3 少海

【穴位】在手肘關節尺骨內上緣凹陷處內側。

【主治】心臟病、手肘關節痛、肋間神經痛、瘰癧腫毒、心膜炎。

【手法】針8分，可透曲澤、尺澤、曲池。(⊥)為合穴。
註：(⊥) 為垂直下針。
灸→甲狀腺亢進、帕金森氏症、手臂顫抖或麻木。

【配穴】本穴為治療耳鳴的特穴，可配翳風、聽會、聽宮，滑肉門穴治之。

4 靈道

【穴位】從神門直上1.5寸（心主汗主液，諸瘡痛癢皆屬於心）。

【主治】心悸、心臟病、失眠、驚悸、瘡癧腫毒。

【手法】針7分。

5

通里

【穴位】在神門直上1寸尺骨上大筋下。

為心經之絡穴。

【主治】一切心臟病、十二指腸潰瘍、腸炎。

【手法】針7分。

6

陰郄

【穴位】在神門直上5分，正當筋下與尺骨上
間，為心經之郄穴。

【主治】心臟麻痺之急救，心絞痛、心肌梗
塞、狹心症、心臟性腹水、手心、足
心、冒汗不止，心悸。

【手法】針7分。

【配穴】手心冒汗→陰郄配合谷、勞宮。

【處方】五苓散—上焦水

豬苓散—下焦水

陽虛自汗—牡蠣散（午睡起床全身冒汗）

陰虛盜汗—柏子仁湯（晚睡起床冒汗）

筋

青靈
少海

每一穴道間隔0.5寸

靈道　　　通里
陰郄　　　神門
　　　　第5掌骨
　　　　筋

左手腕關節內側

7 神門

【穴位】在掌紋橫紋盡處，正當豆骨後緣盡處筋骨間凹陷處（大筋下、尺骨上）。為心經之原穴。

【主治】一切心臟病、神經質（可用甘麥大棗湯）、癲病（精神分裂症）、失眠、心悸怔忡、手腕扭傷（具有鎮靜、安神、安眠）、睡眠異常。

【手法】針6分與皮膚方向垂直下針(⊥) 稍向豆骨前扎針。

小錦囊

【配穴】心臟病針→神門、內關外關、足三里、間使透支溝、合谷。

【配穴】耳針（心臟病）→心臟點、心點、交感、神門、肝點、內分泌、腎上腺。

【處方】心臟病用藥
1. 炙甘草湯3g。
2. 生脈散。
3. 天王補心丹

心瓣障礙→變製心氣飲

【處方】狹心症、心絞痛→九檳吳茯湯

・九檳吳茯湯=九味檳榔湯＋吳茱萸湯＋茯苓

8

少府

【穴位】自然半握拳，則無名指外側指縫盡處（小指與無名指指尖交界處）。

【主治】心臟衰弱、心悸、第四指不握物。舌赤、面赤、眼赤。一切心臟病之急救、鵝掌風、掌心熱或多汗。

【手法】針5分。

9

少衝

【穴位】在小指指甲內側距指甲一分處，為十二經井穴之一。

【主治】心臟麻痺之休克，或肝昏迷，中風腦震盪，之昏迷急救穴。一切心臟，衰竭之必用穴，高熱不退，心下滿。

【手法】針1分或放血。

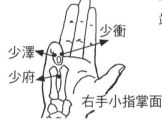

少衝

少澤

少府

右手小指掌面

井之所治，不以五臟六腑皆主心下滿。

（針灸大成內）

📢 小錦囊

【處方】鵝掌風（富貴手、疥漏）

針→大陵、內關、合谷、少府、勞宮。
藥→當歸飲子。

【主治】心臟休克（不跳）→中衝；昏迷（會跳）→少衝

第五章

【手厥陰心包經】

（9穴，左右共18穴）

〔西醫稱之為冠狀動脈〕

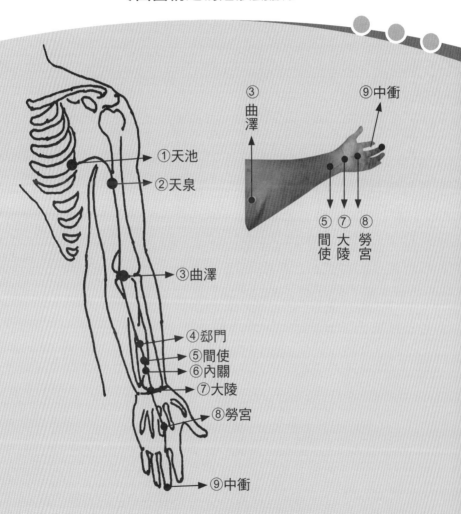

③曲澤

⑨中衝

①天池

②天泉

③曲澤

④郄門

⑤間使

⑥內關

⑦大陵

⑧勞宮

⑨中衝

⑤間使　⑦大陵　⑧勞宮

▲【手厥陰心包絡經】圖

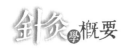

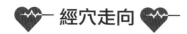

　　本經受之於足少陰腎脈，起胸中，出屬心包，下膈，歷絡三焦，其支者，循胸出脅，下腋3寸，上抵腋下，循臑內，行太陰，少陰之間，入肘中，下臂，行兩筋之間，入掌中，循中指，出其端，其支別者，從掌中，循小指次指出其端。

　　多血少氣，戌時氣血走到此處（晚上七時至九時）。

　　又一支脈從掌內勞宮分出沿無名指外側直達角尖與手少陽三焦經相接。

【手厥陰心包經】歌訣

九穴心包手厥陰，天池天泉曲澤深，
郄門間使內關對，大陵勞宮中衝侵，

心臟外圍的一層膜，保護心臟。

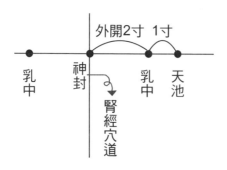

1 **天池**	【穴位】從乳中外開1寸，正當第四與第五肋之間。 【主治】心臟病、冠狀動脈障礙、肋間神經痛、乳腺炎、狹心症、心律不整、心絞痛。 【手法】針3分或灸。
2 **天泉**	【穴位】在前腋縫盡處下2寸直對曲澤穴。 【主治】心臟病、肋間神經痛、手臂內廉痛、狹心症。 【手法】針6分。 心火旺→會口舌生瘡，刮肩胛骨膏肓穴整排。
3 **曲澤**	【穴位】在手肘橫紋中正當大筋內凹陷處。其大筋外為尺澤（肺）。 【主治】手肘關節痛、肋間神經痛、狹心症，對側曲池穴處痛、久年心臟病。 放血治上焦風熱。 【手法】針8分為合穴。 （放靜脈血）

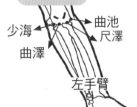

少海　曲池
尺澤
曲澤
左手臂

4 / 郄門

【穴位】從大陵直上5寸，間使上2寸，為心包絡經之郄穴。

【主治】心臟麻痺、心絞痛之急救用穴、狹心症。

【手法】針8分。

5 / 間使

【穴位】從大陵直上3寸內關上1寸，兩骨間、兩筋間。

【主治】同內關穴。

【手法】針法與內關穴同。

6 / 內關

【穴位】從大陵直上2寸正當兩筋兩骨間，為心包絡經之絡穴，八脈交會穴之一。（靈龜八法穴之一）。

【主治】一切心臟病、失眠、心悸、驚悸、身體虛弱、久病不癒、休克、暈針急救有起死回生之功。

一切胸腹痛、痲癇、氣喘、胸腹諸痛、胃痛。

> 間使、內關→兩針同時下針有促使心臟再跳動之功

【手法】針1寸可透外關。由內往外扎。

【配穴】五指不能握或麻木→針大陵、內關兩穴配合谷。

7 ／ 大陵

【穴位】在掌後橫紋正中央直對中指，為心包絡經之原穴。

【主治】一切心臟病，失眠、驚悸、心悸、口臭、一切精神病、腦神經衰弱。

【手法】針5分由後2分往前斜扎。（成15度與皮膚）（如直扎要將手掌往上拉）

【配穴】內關＋大陵→五手不握症。

【處方】胃火：涼膈散、竹葉石膏湯。
　　　　肝火：加味逍遙散。
　　　　口臭：配人中、足三里。

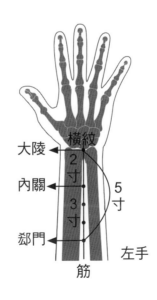

大陵
內關
郄門
橫紋
2寸
3寸
5寸
左手
筋

8 勞宮

【穴位】自然半握拳則中指內側指縫盡處。
（中指、無名指之指尖交界處）

【主治】心絞痛、手心冒汗、中指不用、小兒流口水、冒冷汗、臉青四肢寒冷。

【手法】針5分。

9 中衝

【穴位】在中指點正當指甲前一分（從側面看最高點）為十二經井穴之一，十宣之一，為十三鬼穴之一。

【主治】休克、昏迷、心臟麻痺、高熱不退、癲癇、為救急之必用穴。
神經質、高熱、指端麻木、指關節炎。

【手法】針1分或放血。

中衝 ←

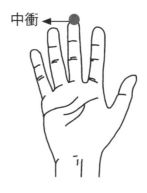

第六章
【足陽明胃經】
（45穴，左右共90穴）

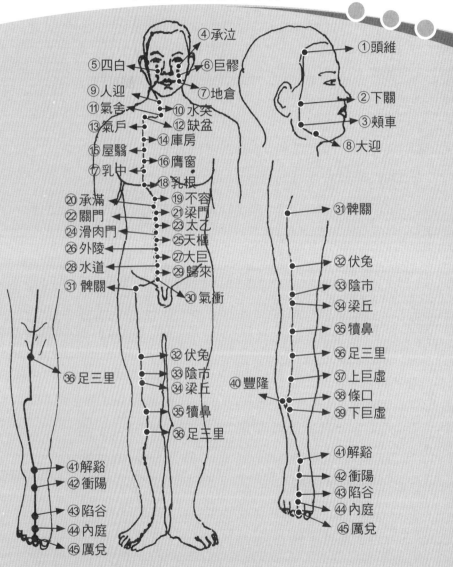

④承泣
⑤四白
⑥巨髎
⑨人迎
⑦地倉
⑪氣舍
⑩水突
⑬氣戶
⑫缺盆
⑭庫房
⑮屋翳
⑯膺窗
⑰乳中
⑱乳根
⑳承滿
⑲不容
㉒關門
㉑梁門
㉓太乙
㉔滑肉門
㉕天樞
㉖外陵
㉗大巨
㉘水道
㉙歸來
㉛髀關
㉚氣衝

①頭維
②下關
③頰車
⑧大迎
㉛髀關
㉜伏兔
㉝陰市
㉞梁丘
㉟犢鼻
㊱足三里
㊲上巨虛
㊳條口
㊴下巨虛

㉜伏兔
㉝陰市
㉞梁丘
㉟犢鼻
㊱足三里
㊵豐隆

㊱足三里
㊶解谿
㊷衝陽
㊸陷谷
㊹內庭
㊺厲兌

㊶解谿
㊷衝陽
㊸陷谷
㊹內庭
㊺厲兌

▲【足陽明胃經】圖

59

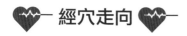

—— 經穴走向 ——

《內經》曰：胃者，倉廩之官，五味出焉、五味入口藏於胃、以養五臟氣，胃者水穀之海，六腑之大原也，是以五臟六腑之氣味皆出於胃。

起於鼻交頞中→過目內眥→入上齒→環唇交承漿→上額顱→循髮際→過客主人上耳前→循頰車→出大迎→下人迎→入缺盆。

【足陽明胃經】歌訣

四十五穴足陽明，頭維下關頰車停，
承泣四白巨髎經，地倉大迎對人迎，
水突氣舍連缺盆，氣戶庫房屋翳屯，
膺窗乳中延乳根，不容承滿梁門起，
關門太乙滑肉門，天樞外陵大巨存，
水道歸來氣衝次，髀關伏兔走陰市，
梁邱犢鼻足三里，上巨虛連條口位，
下巨虛跳上豐隆，解谿衝陽陷谷中，
內庭屬兌經穴終。

1 ／ 頭維

【穴位】在兩額角，正當神庭旁開4.5寸嚼物會動有凹處。

【主治】頭痛。偏頭痛、一切眼疾。

【手法】針3分沿皮扎，向耳朵方向扎。（穴位處重壓有眩暈感）

2 ／ 下關

【穴位】在耳前約一寸正當顴骨下緣凹陷處，開口無空，閉口有空是為穴。

【主治】顏面神經麻痺，口眼喎斜（病左扎右，病右扎左）。

【手法】針6分（病在右取之左）。

【配穴】牙關咬緊扎下列穴道：下關、頰車、地倉、合谷、足三里。

3 ／ 頰車

【穴位】在耳下八分耳前一寸（上下牙床交界處）（用手按會酸痛）。

【主治】同下關。

【手法】針5分。

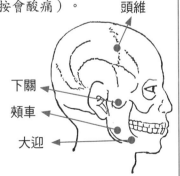

頭維
下關
頰車
大迎

4
——
承泣

【穴位】在下眼框骨下緣正中央，直對瞳孔，
在瞳孔下7分。

【主治】一切目疾。目瞤（眼皮跳個不停）。

【手法】針3分，由上往下沿皮扎，
扎眼眶骨外緣皮下。

5
——
四白

【穴位】從承泣直下3分。

【主治】同承泣。

【手法】同承泣。

6
——
巨髎

【穴位】在顴骨下緣直對瞳孔。

【主治】顏面及三叉神經麻痺，臉面諸疾，臉
面蟲行。口眼歪斜，過敏性鼻炎。

【手法】針6分，稍由下往上斜扎。

7
——
地倉

【穴位】從嘴角外開五分。

【主治】顏面神經麻痺，口眼喎斜（病在右取
之左）、三叉神經痛。

【手法】針3分，亦可透頰車（由內往外沿皮
扎）。

8 大迎

【穴位】在下頷前約1.5寸，兩腮鼓起下頸骨之凹陷動脈應手處。

【主治】腮腺炎、顏面諸疾。

【手法】針3分，由下往上沿皮扎避開動脈。

9 人迎

【穴位】從廉泉穴旁開1.5寸動脈應手處，正當結喉骨底部外側（介於頸大動脈與甲狀軟骨間凹陷處）。

【主治】頸部瘰瘤、顏面諸疾、上肢麻木或不舉。

【手法】針3分，避開動脈。

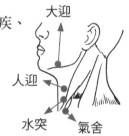

10 水突

【穴位】介於人迎與氣舍兩穴連線之中點。

【主治】同人迎。

【手法】同人迎。

11 氣舍

【穴位】在鎖骨尖上內緣凹陷處，正當大筋外

【主治】頸部瘰瘤、缺盆中痛、肺炎、咳嗽、失音。

【手法】針3分，由上往下扎。

12 缺盆

【穴位】從乳中直上正當鎖骨上內緣。

【主治】缺盆中痛、胸中熱、肺炎、支氣管炎

【手法】針3分，由上往鎖骨內扎，不得深針。

13 氣戶

【穴位】從乳中直上正當鎖骨下緣。從璇璣旁開4寸（介於鎖骨與第一肋之間）。

【主治】肋間神經痛、胸痛連背、背痛徹胸。

【手法】針3分。

【處方】1.背痛徹胸→用栝蔞薤白白酒湯（金匱方）。金匱：「胸痹、不得臥、心痛徹背者、栝蔞薤白半夏湯。」
2.甲狀腺腫(即癭瘤)→用十六味流氣飲3g
3.失音症→用響聲破笛丸(喉嚨發炎亦可)

14 庫房

【穴位】從乳中直上正當第一肋下緣華蓋旁開4寸。

【主治】肋間神經痛、胸痛連背、背痛徹胸、肺病、心臟病、氣喘病、支氣管炎、肺氣腫。

【手法】針3分。

**15
屋翳**

【穴位】從乳中直上正當第二肋
下緣，紫宮旁開4寸。

【主治】同庫房，一切乳疾。

【手法】同庫房。

璇璣◄───┤├──►氣戶
華蓋◄───┤├──►庫房
　　　　　├◄─►┤
紫宮◄───┤│4├──►屋翳
　　　　　│寸│
玉堂◄───┤├──►膺窗
膻中◄───┤├──►乳中
中庭◄───┤├──►乳根
　　　任脈

**16
膺窗**

【穴位】從乳中直上正當第三
肋下緣。玉堂旁開4寸。

【主治】肋間神經痛、胸痛連背、背痛徹胸、
肺病、心臟痛、一切乳疾。

【手法】針3分（介於第三、四肋之間直對乳
中）。

【處方】婦人漲奶→人參5兩、穿山甲2兩，研
成粉末每次服2錢。

**17
乳中**

【穴位】在胸部當第4肋間隙，乳頭中央，距
前正中線4寸。

【手法】不針、不灸、不拔火罐。

**18
乳根**

【穴位】從乳中直下正當第五肋下緣，中庭旁
開4寸。

【主治】肋間神經病、背痛徹胸、乳腺炎及一
切乳疾。

【手法】針3分。

19 不容

【穴位】從巨闕旁開2寸。

【主治】心腹諸痛、一切胃病、急慢性肝炎、肝硬化、膽結石痛。

【手法】針3分，不可過深（左脾右肝）。

20 承滿

【穴位】從上脘旁開2寸。

【主治】同不容穴（胃脹氣、胃酸過多、急慢性胃炎、胃脹氣）。

【手法】同不容穴。

21 梁門

【穴位】從中脘旁開2寸。

【主治】同不容穴（急慢性胃炎、胃痛、胃下垂、胃潰瘍）。

【手法】同不容穴。

22 關門

【穴位】從建里旁開2寸。

【主治】急慢性胃炎，緩解腹瀉、腹痛、腹脹。

【手法】針7分。

巨闕 ←	→ 不容
上脘 ←	→ 承滿
中脘 ←	→ 梁門
建里 ←	→ 關門
下脘 ←	→ 太乙
水分 ←	→ 滑肉門
神闕 ←	→ 天樞
陰交 ←	→ 外陵
石門 ←	→ 大巨
關元 ←	→ 水道
中柱 ←	→ 歸來
曲骨 ←	→ 氣衝

2寸

23
太乙

【穴位】從下脘旁開2寸。

【主治】心腹諸痛、一切胃病。

【手法】針7分。

24
滑肉門

【穴位】從水分旁開2寸。

【主治】利尿、減肥要穴（減肥必針）。

【手法】針8分。

25
天樞

【穴位】從神闕旁開2寸。

【主治】胸腹諸痛、一切胃腸病。

【手法】針1寸。

26
外陵

【穴位】從陰交旁開2寸。

【主治】胸腹諸痛、一切腸病。

【手法】針1寸。

 小錦囊

【處方】胃部時常有脹腹的感覺→代赭石旋覆湯

27 大巨

【穴位】從石門旁開2寸。

【主治】同外陵。

【手法】針8分。

28 水道

【穴位】從關元旁開2寸,即為經外奇穴之胞門(左)子戶(右)。

【主治】一切腸疾,不孕症(用灸),月經不調,為利尿要穴。

【手法】針8分或灸比針更有效。

29 歸來

【穴位】從中極旁開2寸。

【主治】胸腹諸痛,一切腸病,男女生殖系統諸疾。

【手法】針7分。

 小錦囊

【處方】藥物治痰:飲用二陳湯。

針消痰:扎針豐隆穴位。 胃之 $\left\{\begin{array}{l}濕\\+\\熱\end{array}\right\}$ 痰

補腎水:用鹿龜二仙膠。

胃經主:1.一切胃病。

2.主痰飲。

3.顏面諸疾(偏頭痛、口眼歪斜)。

30 氣衝

【穴位】從曲骨旁開2寸（在鼠蹊部）流汗為下焦濕熱即為陰汗用防已黃耆湯。

【主治】一切腸疾，男女生殖系統諸疾（淋病、陰癢）。

【手法】針5分。

31 髀關

【穴位】從膝蓋滑骨往大腿上直量兩直掌，則中指點盡處。

【主治】大腿不舉（配五里穴）、鼠蹊部淋巴腺腫（針灸科學）→膝蓋上1尺2寸。

【手法】針1.2寸（髖骨尖直上二直掌16寸），大腿正中央外開3分。

32 伏兔

【穴位】往膝蓋滑骨往大腿上直量一直掌，則中指尖盡處。

【主治】大腿不舉，膝關節炎，對側五十肩→配風市（針灸科學）→膝蓋上1尺2寸、胃炎、胃痛。

【手法】針1寸。

33 陰市

【穴位】從伏兔直下2寸。

【主治】同伏兔。

【手法】針8分。

34 梁丘

【穴位】伏兔直下3寸。

【主治】膝關節炎、或膝關節酸痛、急性胃炎。止腹瀉的特效穴。

【手法】針8分，為胃經之郄穴。

35 犢鼻

【穴位】在膝蓋滑骨下緣正中央關節之凹陷處

【主治】膝關節炎或酸痛。

【手法】針1寸。禁忌→犢鼻出液為跛。

小錦囊

膝關節炎（紅腫）：陽陵泉穴透陰陵泉穴。
用大防風湯3g。

治療臉部六角蟲：用百部與75%酒精各半浸
一週擦患部。（擦三次）

36
足三里

【穴位】穴位在膝蓋外膝眼下3寸，這是有名的
保健穴。（用自己橫排4指即是3寸，
在由此處脛骨外側約1寸，有一隆起
之筋，按之則筋分開其溝中是穴）。

【主治】一切胃疾為美容、健胃、虛弱之穴，
為四總穴、回陽九針之一。
其歌曰：肚腹三里留，腰背委中求，
頭項尋列缺、面口合谷收。
亦是馬丹陽天星12穴之首穴。
其歌曰：三里內庭穴，曲池合谷接、
委中承山配，太衝崑崙穴，
環跳與陽陵，通里並列缺。
灸比針更佳，常灸此穴可延年益壽。
有鎮靜作用，凡人未中風時在1、2月
前或4、5月前在足脛之上常感覺酸重
麻痺，此乃中風之兆，常灸此穴可預
防中風。
打呃不止，灸此穴即止。

【手法】針一寸或灸。

【配穴】配陰陵泉→治小便不通。
配行間、合谷、曲池→可以降血壓。
配支溝可→治大便閉結→治氣上壅。

37 上巨虛

【穴位】從足三里直下3寸。

【主治】脛膝痛、一切大腸諸疾。

【手法】針1寸。

【配穴】直結腸炎→足三里、上下巨虛、公孫、內關。

【處方】膝蓋無力→虛：加味四物湯。
　　　　實：防己黃耆湯，為大腸之下合穴。

38 條口

【穴位】從足三里直下5寸。

【主治】脛膝痛、一切小腸諸疾、瀉痢、肚腹諸痛、胃潰瘍、十二指腸潰瘍。

【手法】針8分。

【配穴】條口透承山治同側五十肩。

小錦囊

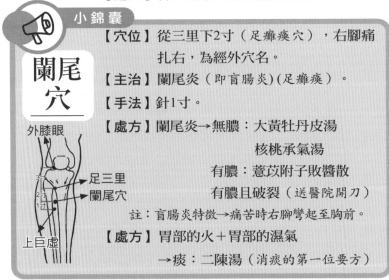

闌尾穴

外膝眼
足三里
闌尾穴
上巨虛

【穴位】從三里下2寸（足癱瘓穴），右腳痛扎右，為經外穴名。

【主治】闌尾炎（即盲腸炎）(足癱瘓)。

【手法】針1寸。

【處方】闌尾炎→無膿：大黃牡丹皮湯
　　　　　　　　　　　核桃承氣湯
　　　　　　　　有膿：薏苡附子敗醬散
　　　　　　　　有膿且破裂（送醫院開刀）
　　　　註：盲腸炎特徵→痛苦時右腳彎起至胸前。

【處方】胃部的火＋胃部的濕氣
　　　　→痰：二陳湯（消痰的第一位要方）

<table>
<tr><td>

39

下巨虛

</td><td>

【穴位】從足三里直下6寸，脛骨外開1寸，為小腸之下合穴。

【主治】同條口。

【手法】同條口。

</td></tr>
</table>

<table>
<tr><td>

40

豐隆

</td><td>

【穴位】從條口外開1寸，正當腓骨前緣。或從外踝尖上8寸，腓骨前緣，為胃經之絡穴。

【主治】氣管炎、氣喘病；一切痰飲之為病，為氣痰化痰之主穴。

【手法】針1寸或1.5寸。

【處方】老痰凝聚→用三子養親湯紫蘇子、白芥子、萊服子（蘿蔔）。

</td></tr>
</table>

<table>
<tr><td>

41

解谿

</td><td>

【穴位】在足背後橫紋（足踝關節）中央兩筋間直對第二趾。

【主治】足踝扭傷，腸胃病。

【手法】針6分呈，45度斜扎。

（正當足關節橫紋中）

</td></tr>
</table>

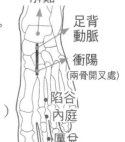

解谿
足背動脈
衝陽
（兩骨開叉處）
陷谷
內庭
厲兌

42 —— **衝陽**	【穴位】在足第二趾與第三趾之蹠骨開叉處動 脈應手中，為胃經之原穴。 【主治】一切胃腸病足踝扭傷、腳氣、足背浮 腫、頭面諸疾、瘧疾。 【手法】針6分避開動脈。
43 —— **陷谷**	【穴位】介於衝陽與內庭兩穴之中點。 【主治】頭痛、偏頭痛、顏面神經麻痺、不眠 症，同內庭穴。 【手法】針5分，同內庭穴。
44 —— **內庭**	【穴位】從足第二趾與第三趾交縫之橫紋後5 分之凹陷處。 【主治】同陷谷穴。 【手法】針5分，同陷谷穴。
45 —— **厲兌**	【穴位】在足第二趾趾甲外側，距趾甲一分 處，為十二經井穴之一。 【主治】一切休克昏迷之急救，高熱不退，心 下滿痛。 【手法】針一分或放血。

第七章

【足太陰脾經】

（21穴，左右共42穴）

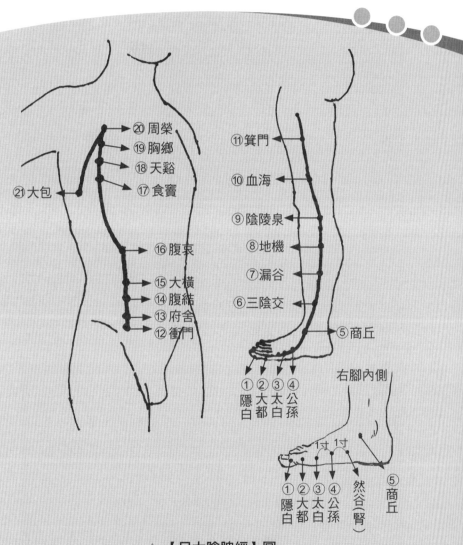

⑳ 周榮
⑲ 胸鄉
⑱ 天谿
⑰ 食竇
㉑ 大包
⑯ 腹哀
⑮ 大橫
⑭ 腹結
⑬ 府舍
⑫ 衝門

⑪ 箕門
⑩ 血海
⑨ 陰陵泉
⑧ 地機
⑦ 漏谷
⑥ 三陰交
⑤ 商丘

① 隱白
② 大都
③ 太白
④ 公孫

右腳內側

1寸 1寸

① 隱白
② 大都
③ 太白
④ 公孫
然谷（腎）
⑤ 商丘

▲ 【足太陰脾經】圖

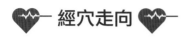

❤─ 經穴走向 ❤─

脈起大指之端，循指內側白肉際、過核骨（第一蹠趾關節）後，上內踝前廉、上腨（腿肚）內，循脛骨後，交出厥陰之前，上循膝股內前廉，入腹，屬脾絡胃。上膈挾咽、連舌本，散舌下，其支者，復從胃別上膈，注心中。

【足太陰脾經】歌訣

二十一穴脾中州，隱白在足大趾頭，
大都太白公孫盛，商丘三陰交可求，
漏谷地機陰陵泉，血海箕門衝門開，
府舍腹結大橫排，腹哀食竇連天谿，
胸鄉周榮大包隨。

小錦囊

脾 中 州

心肺俱浮，肝腎脈俱沉，脾主中州（不浮不沉）

五 臟 平 脈

心：浮而大散；脾：中緩而大；肝：沉而牢長；
肺：浮而短濇；腎：按之沉，舉指來實。

1 隱白

【穴位】在足大趾趾甲內側距趾甲一分處，為十三鬼穴、十二經井穴之一。

【主治】一切休克之急救，癲癇癔病神經質，腸胃機能失調，白天想睡覺。精神萎靡，子宮出血，心下滿，嗜睡症。

【手法】針一分或放血。

2 大都

【穴位】在足大趾本節前凹陷處黑白分肉際，正當本節橫紋盡處。

【主治】消化不良，腹脹瀉泄，月經不調，白帶過多，足趾浮腫。

【手法】針3分（由前往後沿皮扎）。

3 太白

【穴位】在足大趾本節後凹陷處，黑白分肉際，正當筋骨間，為脾經之原穴。

【主治】一切消化器之疾病，一切婦科病，尤對胸腹諸痛，具有特效。痛經，肚腹絞痛。

【手法】針8分。

【處方】白帶→寒—八味帶下湯。
黃帶→熱—十味敗毒敗。

4 公孫

【穴位】在太白後一寸之凹陷處，為八脈交會穴之一（靈龜八法穴之一）。

【主治】肚腹諸痛。★習慣性流產，促進子宮收縮（用針扎），月經不調，赤白帶下，預抑制子宮出血。(註：公孫→抑制胃酸分泌。足三里→促進胃酸分泌)。

【手法】針1寸或8分（⊥），通於衝脈，子宮後屈或下垂。

【配穴】肚腹絞痛：1.公孫 2.足三里 3.內關。

【配穴】扎公孫、補合谷、瀉三陰交墜胎。

 小錦囊

黃金八點

① **太白**：足大趾本節後凹陷中。
　　　　【主治】下腹痛、腸鳴瀉泄。

② **公孫**：太白後1寸。
　　　　【主治】安胎，腦循環不良，提高記憶力。

③ **商丘**：免疫系統，癌症。

④ **束骨**：眼疾（遠絡醫學），嚴重加京骨（皆膀胱經）。

⑤ **太谿**：頻尿、腰椎病。

⑥ **陰陵泉**：詳見P81 [9]。

⑦ **新三陰交**：太谿與陰陵泉的中央。

⑧ **近地機穴**：陰陵泉與新三陰交中點。

5
商丘

【穴位】在大指指腹最高點按住內踝尖往前斜下45度按則指尖盡處。

【主治】腹痛，腹脹，肚腹絞痛，足踝扭傷或浮腫。

【手法】針5分。

6
三陰交

【穴位】內踝尖上3寸，正當脛骨後緣筋骨間（後3分斜扎），婦科第一要穴，為足少陰腎經、足厥陰肝經、足太陰脾經，三經之交會點，故謂之。

【主治】一切婦科病，月經不調，不孕症，赤白帶下，性病，高血壓，動脈硬化病，崩漏，肚腹諸痛，難產，眼簾下垂，一切虛寒症，一切生殖泌尿器官病，避孕（用埋針），糖尿病，水氣病。

【手法】針1寸，可透絕骨（膽固醇過多，動脈硬化，扎太衝、陽陵泉、三陰交要通電源）。

7
漏谷

【穴位】從三陰交上3寸脛骨後緣。

【主治】一切婦科病，尤對崩漏（大量流血）具有特效。

【手法】針1寸或1.2寸。

<table>
<tr><td>

8

地機

</td><td>

【穴位】從陰陵泉下3寸正當脛骨後
　　　　緣，為脾經之郄穴。

【主治】血崩不止，小產，
　　　　經水過多，腸胃
　　　　潰瘍出血不止。

【手法】針1寸或1.5寸。

</td><td>

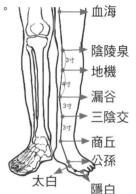

血海

陰陵泉
地機

漏谷
三陰交

商丘
公孫

太白　隱白

</td></tr>
</table>

 小 錦 囊

避孕穴

【穴位】從內踝去踝上1寸正當脛骨後緣。

【手法】針1.2寸強刺激，留針20-30分鐘，
　　　　限女性右腳。（月經後第二天扎1針）
　　　　用藏紅花2.5錢 （當月避孕有效）

【處方】藏紅花→多用─行血
　　　　　　　　少用─養血
　　　　　　　　過用─行血不止自斃。

【處方】滑脈→痰飲、嘔吐、遺精、瀉痢

【處方】避孕方第1帖：龍膽草2.5g
　　　　　　　　　　　紅花2g（1小時前）

　　　　避孕方第2帖：四物湯2.5g
　　　　　　　　　　　雲台子1.5g
　　　　　　　　　　　藏紅花1g
　　　　　　　　　　　（月經後服21天）

9
陰陵泉

【穴位】在膝關節內側正當輔骨下緣凹陷處。

【主治】月經不調，赤白帶，肩胛神經痛、崩漏，膝關節炎或酸痛。

【手法】針1.2寸可透陽陵泉。

10
血海

【穴位】自然張開五指醫者以右掌心按住病人左腳膝蓋滑骨，則大指尖盡處（正當輔骨後緣）。

【主治】為血之海故謂之血海主一切血症。半產崩漏不止，一切婦科病，月經不調，赤白帶下，不孕病，經痛（男人夢遺）〔胎位不正扎至陰（或）胞衣不下〕。

血海
輔骨　　箕門
脛骨　肱骨

【手法】針8分（用灸取代）用灸可治月經不順。

11
箕門

【穴位】從血海直上6寸正當動脈應手處。

【主治】大腿不舉，淋病，鼠蹊部，淋巴腺腫，疝氣。

【手法】禁針，若避開動脈針1寸。

小錦囊

【配穴】婦人產後面生雀斑乃是卵巢機能失調：灸血海、三陰交、帶脈、關元、子戶(右)、胞門(左)。關元旁開2寸，左右2穴道。

12
衝門

【穴位】在曲骨穴旁開3.5寸正當鼠蹊溝中動脈應手處。

【主治】鼠蹊部、淋巴腺腫、性病、疝氣、大腿不舉、陰癢。

【手法】針5分避開動脈。

13
府舍

【穴位】從大橫直下4.3寸。

【主治】胸腹諸痛、闌尾炎、肚腹脹氣。

【手法】針8分。

【主治】闌尾炎。

　　　　耳針：闌尾1.2穴。

　　　　體針：腹結、府舍、公孫。

　　　（闌尾穴：足三里下2寸）

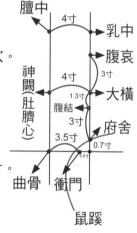

14
腹結

【穴位】從大橫直下1.3寸。

【主治】同府舍。

【手法】針8分。

小錦囊

【處方】美容藥方 { 1.加味逍遙散。2.當歸芍藥湯。
3.桂枝茯苓丸。4.加味歸脾湯。

15 大橫	【穴位】從神闕作一水平線與從乳中直下作一垂直線之交點，即為神闕外開4寸處。
	【主治】胸腹諸痛，胃痛，胃潰瘍，十二指腸潰瘍，胃下垂。
	【手法】針8分。
	【處方】胃疾：半瀉六君湯（半夏瀉心湯＋六君子湯）。
	胃腸不良：香砂六君子湯(100g)。

16 腹哀	【穴位】從大橫直上3寸（肝臟血，脾統血）。
	【主治】胸腹諸痛、胃痛、胃下垂、胃潰瘍。
	【手法】針7分。

17 食竇	【穴位】從乳根外開2寸，正當第五、六肋間
	【主治】乳腺炎、一切乳疾、肋間神經痛、心絞痛，同天谿。
	【手法】針3分，同天谿。

18 天谿	【穴位】從乳中外開2寸，正當第四、五肋間。
	【主治】乳腺炎、一切乳疾、肋間神經痛、心絞痛，同食竇。
	【手法】針3分，同食竇。

19 胸鄉

【穴位】從膺窗旁開2寸，天谿直上1.6寸正當第三、四肋間。

【主治】胸痛連背（用栝蔞薤白白酒湯）、背痛徹胸、肋間神經痛、肺病、心絞痛、乳腺炎。

【手法】針3分。

20 周榮

【穴位】從屋翳外開2寸，天谿上3.2寸，正當第二、三肋之間。

【主治】同胸鄉。肺炎（膽經）感冒、咳嗽、氣喘。

【手法】針3分。

21 大包

【穴位】從淵液穴直下3寸。（淵液穴：從極泉向下作一垂直線與從乳中向外作一水平線之交點）在第八、九胸肋間→肺（左脾右肝）列缺別走陽明，為脾經之絡穴。一名大胞，為脾之大絡，統陰陽諸絡，由脾灌溉五臟。

【主治】肋間神經痛、胸痛。

【手法】針3分。

任脈

氣戶	2寸	雲門
庫房	1.6寸	中府
屋翳	1.6寸	周榮
膺窗	1.6寸	胸鄉
乳中	1.6寸	天谿
乳根	1.6寸	食竇

膻中

中府→為手太陰肺經、足太陰脾經之交會穴為募穴，是故脾經有病可針肺經之穴道是為交經原理。
左：脾腫大，脾硬化。
右：肝炎、肝腫大、肝硬化。

第八章

【足少陰腎經】

（27穴，左右共54穴）

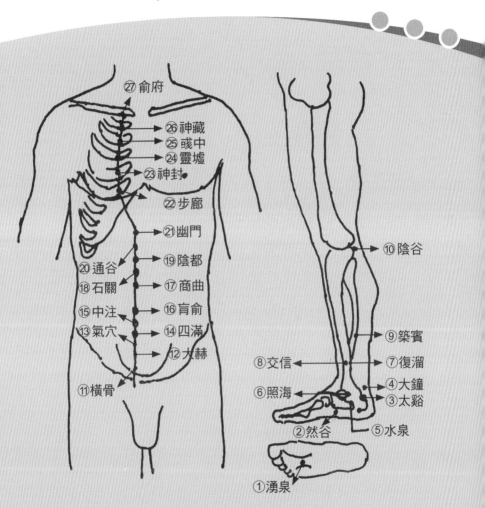

② 俞府
㉖ 神藏
㉕ 彧中
㉔ 靈墟
㉓ 神封
㉒ 步廊
㉑ 幽門
⑳ 通谷
⑲ 陰都
⑱ 石關
⑰ 商曲
⑯ 肓俞
⑮ 中注
⑭ 四滿
⑬ 氣穴
⑫ 大赫
⑪ 橫骨
⑩ 陰谷
⑨ 築賓
⑧ 交信
⑦ 復溜
⑥ 照海
⑤ 水泉
④ 大鐘
③ 太谿
② 然谷
① 湧泉

▲ 【足少陰腎經】圖

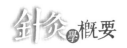

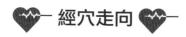

♥—經穴走向 ♥—

脈起腳小趾之下，斜趨足心湧泉，出然谷之下，循內踝
之後，別入跟中，上腨（小腿肚子）內，出膕內廉，上股內
後廉，貫脊屬腎，絡膀胱。其直行者，從腎上貫肝膈入肺中，
循喉嚨挾舌本，而至任脈之廉泉穴。

【足少陰腎經】歌訣

足少陰穴二十七，湧泉然谷太谿溢，
大鐘水泉通照海，復溜交信築賓實，
陰谷膝內跗骨後，已上從足走至膝，
橫骨大赫聯氣穴，四滿中注肓俞臍，
商曲石關陰都密，通谷幽門寸半闢，
折量腹上分十一，步廊神封膺靈墟。
神藏彧中俞府畢。

足太陰腎經，原穴為太谿穴，絡穴為足太陽膀胱經之飛
陽穴。為陰氣初生經絡，與膀胱相表裏，主裏症虛症。

本經受之於太陽膀胱經，起於湧泉，終於俞府，多氣少
血，酉時注處（下午5時至7時）。

腎於下焦所以治下焦病腎臟病，腎屬水，治水病，全身
或下焦水腫腎主骨治骨痿。腎與膀胱互為表裏經，又治腰痛，
坐骨神經痛，多尿。

1
湧泉

【穴位】人的第二個心臟，穴位在足底從足第三趾尖至足跟連線之前1/3處舉足凹陷處。

【主治】高血壓、足心痛或熱或多汗、腳氣水腫、腎臟病。腎與膀胱經互為表裏經。頂心頭痛、頭暈目眩、休克昏迷。

【手法】針5分，扎對穴會自然掉眼淚（湧泉、長強、晴明三穴）為急救之要穴，為三才穴、回陽九針之一。

【症狀】瞳孔屬腎呈黑白，吸毒者瞳孔變灰色。

 小錦囊

【處方】癃閉：五淋散（小便之後還會滴尿）

龍膽瀉肝湯

脫皮症：用當歸飲子

視神經衰弱：用滋腎明目丸3g

高血壓：七物降下湯（肝陽上亢—高血壓）

肝腎不足、真陰虧損：六味地黃丸

多尿：滋陰補腎

肝主風：風者善行而數變，上至顛頂無所不在

中風症：真中風—腦出血，

類中風—腦栓塞。

2 然谷

【穴位】從公孫穴後約1寸之舟狀骨下緣凹陷處。

【主治】腎臟病、多尿、腳氣、水腫、足踝扭傷、月經不調、遺精、急慢性腎臟炎、膀胱炎、尿道炎、一切生殖泌尿器官諸疾。

【手法】針8分。

3 太谿

【穴位】以大指指腹最高點按住內踝尖往後水平按,則大指指尖盡處,為腎經之原穴為回陽九針之一。

【主治】一切腎臟病、骨痿、攝護腺腫大、腰酸背痛、耳鳴、牙病、牙齒腫、遺精、多尿、腦神經衰弱。

【手法】針6分可透崑崙。

【處方】腎水不足易脫髮多按太谿。

小錦囊

【處方】水腫、腳氣由腎臟病引起:越婢加朮湯。

腳氣由心臟病引起:九檳吳茯湯。

口瘡(口內常破皮):竹葉石膏湯(胃熱)。

糖尿病:六味地黃丸,加減。

胃寒、胃經、頭病:吳茱萸湯。

4 大鐘	【穴位】從太谿直下5分後5分，當跟腱前緣， 　　　　為腎經之絡穴。
	【主治】同太谿。
	【手法】針6分。

5 水泉	【穴位】從太谿直下1寸，為腎經之郄穴。
	【主治】腦神經衰弱症、尿血、淋血、崩漏不 　　　　止、月經不調、不孕症。
	【手法】針6分。

📢 小錦囊

【處方】婦人懷孕惡阻（嘔吐）：用半夏厚朴湯2g

　　　　　　　　　丁香柿蒂散1.5g兩複方

　　　　　　　　　小半夏加茯苓湯

　　　　月經經前脹過於痛：用加味烏藥散

　　　　月經經前痛過於脹：用琥珀散

　　　　月經來中痛：用芩連四物湯

　　　　月經過期痛：用當歸建中湯或當歸芍藥散

　　　　痛經不來（實證）：用桃紅四物湯

　　　　痛經不來（虛證貧血）：用大溫經湯

　　　　表證（感冒）：桂枝四物湯。

　　　　裏病（內瘀血）：吳茱萸湯。

【處方】刷牙會嘔吐→用半夏厚朴湯。

6
照海

【穴位】以大指指腹最高點，按住內踝尖，往下直按則指尖盡處。為八脈交會穴之一（靈龜八法穴之一，飛騰八法穴之一），通於陰蹻脈。

【主治】大便秘結、咽喉炎、失音、腳氣水腫、腦神經衰弱、腎臟病。

【手法】針3分。

小錦囊

【處方】肝病第一要藥：柴胡。

肝病（初期）：加味逍遙散與小柴胡湯。

便秘：用防風通聖散（如嚴重加大黃1g）配針支溝穴。

宿食（吃一頓，在胃部裏不消化，且不知有饑覺）：用大承氣湯。

病在：1.上焦：可吐，不可下

2.中焦：可吐，可下

3.下焦：可下，不可吐

4.表：汗之

5.半裏半表：和解（用小柴胡湯）

卵巢內瘀血用桂枝茯苓丸。

血室即子宮。婦人熱入血室（白天正常，夜晚則瘋）：用小柴胡湯刺期門。

【配穴】男人勃起乏力：灸關元、中極、足三里、三陰交、腎俞。

【處方】遺精：清心蓮子飲3.5g或桂枝加龍骨牡蠣湯3g

7 復溜

【穴位】從太谿直上2寸，相等於耳針之內分泌。

【主治】內分泌失調引起之水腫、月經不調，多汗症、具有調節內分泌之特效。為清熱解毒要穴，一切皮膚病，諸瘡疔。

【手法】針1寸。

【處方】多汗症：陽虛自汗用牡蠣散

　　　　　　　　陰虛盜汗用柏子仁湯

　　　　戒毒：海洛英，速死康85-90%有效

　　　　耳針→1.神門、2.交感、3.肺點，

　　　　　　　　偶而加內分泌

　　　　體針→4.復溜、5.築賓

　　　　戒酒→1.神門、2.交感、3.肝點、

　　　　　　　　4.復溜、5.築賓

　　　　補合谷瀉復溜止汗，發汗則反之。

8 交信

【穴位】從復溜前1寸腓骨後緣（在脛骨後緣）。

【主治】內分泌失調引起之水腫、月經不調，多汗症、具有調節內分泌之特效。為清熱解毒要穴，一切皮膚病，諸瘡疔（同復溜）。

【手法】針與主治同復溜（根據針灸甲乙經太谿上2寸）。

9 築賓

【穴位】從太谿直上5寸。

【主治】一切內分泌失調，不孕症，月經不調，遺精，赤白帶下，子宮炎，卵巢炎，黃疸病，腎臟病。

【手法】針1.2寸。

【處方】卵巢炎→桂枝茯苓丸

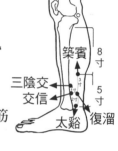

10 陰谷

【穴位】陰陵泉後約1寸之兩筋間正當膝膕橫紋中。

（在膝膕橫紋內側端正當兩大筋間凹陷處）委中內開1寸。

【主治】腎臟病、膝關節無力、鼠蹊部淋巴腺腫、男女生殖系統諸疾、腦神經衰弱。

【手法】針8分合穴。

11 橫骨

【穴位】從曲骨穴旁開5分。

【主治】淋病、性病、陰癢、月經不調、赤白帶下、疝氣、腸炎、腹痛、遺精、陽痿，一切生殖泌尿器官諸疾。

【手法】針6分或灸。

12 大赫

【穴位】從中極旁開5分。

【主治】針與主治同橫骨。

【手法】同橫骨。

13 氣穴

【穴位】從關元旁開5分。

【主治】不孕症，婦科百病，腸炎，腹泄，男人腎虧。

【手法】針8分。

14 四滿

【穴位】石門旁開5分。

【主治】婦科百病（灸）腸炎泄瀉、消化不良。

【手法】針8分，女性一律禁針。針之永久不孕。

15 中注

【穴位】從陰交旁開5分。

【主治】一切腸疾、水腫、腳氣、腹泄不止。

【手法】針1寸。

16 肓腧

【穴位】從神闕旁開5分。

【主治】一切腸胃病、腹泄不止。

【手法】針1寸。

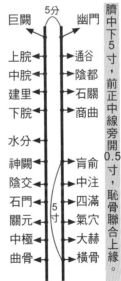

	5分	
巨闕		幽門
上脘		通谷
中脘		陰都
建里		石關
下脘		商曲
水分		
神闕		肓俞
陰交		中注
石門	5寸	四滿
關元		氣穴
中極		大赫
曲骨		橫骨

臍中下5寸，前正中線旁開0.5寸，恥骨聯合上緣。

17
商曲

【穴位】下脘旁開5分。

【主治】一切胃病、胸腹諸痛、急慢性胃炎、胃潰瘍。(胃穿孔不在此內) 胃下垂、胃酸過多。

【手法】針8分。

18
石關

【穴位】從建里外開5分。

【主治】同商曲,肺氣腫。

【手法】針8分。

19
陰都

【穴位】從中脘旁開5分。

【主治】一切胃病、胸腹鼓脹諸痛、氣喘。

【手法】針8分。

20
通谷

【穴位】從上脘旁開5分。

【主治】食道痙攣、嘔吐、肚腹脹氣或絞痛。

【手法】針5分。

 小錦囊

【處方】胃出血、胃潰瘍:用白皮蕃薯,用果汁機榨汁,一天喝8杯,每杯500cc。

胃出血:單味三七。

白芨:肺損能生新。

21 幽門

【穴位】從巨闕旁開5分。

【主治】胸腹諸痛、急慢性肝炎、黃疸、膽結石、胃痛（膽結石用芍藥甘草湯）。

【手法】針5分（3分）。

22 步廊

【穴位】從中庭旁開2寸，在第五、六肋之間。

【主治】肋間神經痛，乳腺炎，心臟病。心臟衰弱，心室肥大，心律不整。

【手法】針3分，不可過深。

23 神封

【穴位】從膻中旁開2寸，於第四、五胸肋間。

【主治】主治：一切乳疾。

【處方】肋間神經痛、心臟病、肺病，肺氣腫（心臟病→栝蔞薤白桂枝湯）。

【手法】針3分。

小錦囊

十二經之走向		三才穴	
手三陽經→從手走至頭		天：百會	
手三陰經→從胸走至手		地：湧泉	
足三陽經→從頭走至足		人：璇璣	
足三陰經→從足走到胸			

24 靈墟

【穴位】從玉堂旁開2寸，第三、四肋間。

【主治】同神封。用灸可治心神不寧，多夢，
幻想症，怔忡。

【手法】同神封。

25 或中

【穴位】從華蓋旁開2寸，第一、二肋之間。

【主治】氣喘、肋間神經痛、心臟病、肺病、
肺氣腫、用灸治肺結核（肺癆）、咯
血、支氣管炎。

【手法】針3分或灸。

26 神藏

【穴位】從紫宮旁開2寸，第二、三肋之間。

【主治】肋間神經痛、心臟病、
心絞痛、肺病。

【手法】針3分。

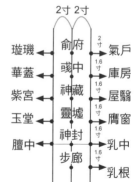

27 俞府

【穴位】從璇璣旁開2寸
，在鎖骨與第
一肋之間。

【主治】同或中。

【手法】同或中。

【處方】久咳：瓊玉膏、人參、茯苓、生地、
白蜜為丸。

咳嗽嚴重：生薑汁加蜜當飲料用。

第九章
【手太陽小腸經】
（19穴，左右共38穴）

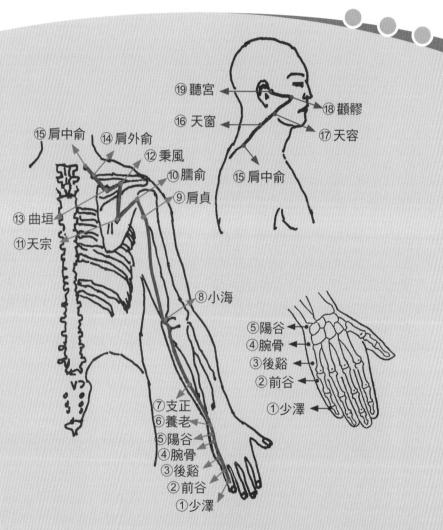

▲【手太陽小腸經】圖

♥‒ 經穴走向 ♥‒

本經起少澤，終聽宮，多血少氣，未時注此（下午1點至3點）凡19穴左右，共38穴。

主治一切小腸諸疾、消化系統；五官科一切肩背酸痛；一切熱症，小腸受盛之官，吸收養分，分別清濁。

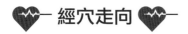

【手太陽小腸經】歌訣

一十九穴手太陽，少澤前谷後谿藪，
腕骨陽谷養老繩，支正小海外輔肘，
肩貞臑俞接天宗，髎外秉風曲垣首，
肩外俞連肩中俞，天窗乃與天容偶，
銳骨之端上顴髎，聽宮耳前珠上走。

---

1 少澤

【穴位】 在小指外側，距指甲一分處，為十二經井穴之一，內經→井之所治不以五臟六腑，皆主心不滿。

【主治】 乳腺炎（可用蒲公英湯）、產婦無乳、乳癌、乳部平直、高熱不退、心下滿、為一切休克昏迷之急救要穴，精神分裂症。

【手法】 針一分或放血。

左手小指
→ 少衝
少澤

12井穴→在手指(如少商、少澤、少衝…等)
12經井穴→在足(如隱白、厲兌…等)

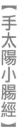

2
___
前谷

【穴位】在小指本節前正當本節橫紋盡處。黑白分內際，為小腸經滎穴。

【主治】耳鳴、耳聾、產後無乳（豬腳滾花生）、中耳炎。

【手法】針3分。

3
___
後谿

【穴位】在小指本節後凹陷處筋骨間，正當掌紋之感情線盡處，為八脈交會穴之一（靈龜飛騰八法穴之一）。奇經八脈與十二正經之交會點，通督脈。

【主治】高熱不退、耳鳴、耳聾、肩背痛、頸項強、落枕、後頭痛、乳腫。

【手法】針8分。

【配穴】退熱要穴→配大椎、合谷、曲池。

八脈：照海→申脈→後谿→列缺→公孫→足臨泣→內關→外關

↓ ↓ ↓ ↓ ↓ ↓ ↓ ↓

通於陰蹻　通於陽蹻　通於督脈　通於任脈　通於衝脈　通於帶脈　通於陰維　通於陽維

小錦囊

【處方】產後漲奶乳汁不通：穿山甲1兩、當歸5兩共研成粉末一次服三錢。

4 腕骨

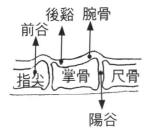

【穴位】在掌後豆骨前緣凹陷處,為小腸經之原穴。

【主治】一切腸疾、肩背痛、耳鳴、心悸、不眠、腦神經衰弱、目翳、黃疸病、美尼爾氏症、頸部淋巴腺腫,為黃疸病特效穴。

【手法】針8分。

【配穴】腕骨配至陽:主治黃疸病。

5 陽谷

【穴位】在掌外側,第五掌骨與尺骨之關節凹陷處。

【主治】手腕扭傷(摩托車摔下以手掌支地處)、腸炎、目視不明、肩背、頸項強發熱汗不出、耳鳴。

【手法】針6分錯開關節(與神門相差5分)。

 小錦囊

【處方】黃疸:1.麻黃連軺赤小豆湯

(用科學中藥)　2.茵陳蒿湯

　　　　　　　3.梔子柏皮湯

急性肝炎併發黃疸:

　　　1.茵陳五苓散1.5g

　　　2.加味逍遙散1.5g

6 養老

【穴位】在尺骨高骨骨隙中反手取穴，為小腸經之郄穴。

【主治】老人一切目疾，對老花眼多淚症，目視不明，尤具特效（用滋腎明目丸3g），腦神經衰弱。

【手法】針3分。

7 支正

【穴位】從陽谷直上5寸，正當尺骨與大筋間（筋下，骨的上方），為小腸經之絡穴別走心經。

【主治】一切心臟病、心絞痛、手臂外廉痛、腸炎高熱、目翳耳鳴、耳聾、肩背痛、頸項強、肋間神經痛。

【手法】針1寸（從陽谷到小海兩穴聯線之中點）。

8 小海

【穴位】在手肘關節隆骨之骨隙中。

【主治】手臂內廉麻木，小指不用，口乾舌赤心悸失眠，肩背痛。

【手法】針3分。

小錦囊

【功療】開經走脈用刮痧版（有厚、薄兩邊，出痧用薄面，保養用厚邊）。痧者：熱也、瘀積也。

1. 刮膏肓穴主一切心臟病（慢慢輕刮）。
2. 內關穴（按摩）。

9 **肩貞**	【穴位】在背後腋縫盡處直上1寸。 【主治】頸項強、肩背痛、瘰癧(頸部淋巴腺結核)、五十肩、手臂不舉。 【手法】針1寸或灸。

10 **臑俞**	【穴位】從肩貞直上正當肩胛骨下緣凹陷處。 【主治】同肩貞。 【手法】針1寸。

肩中俞　肩外俞　臑俞
　　　　　　　秉風
曲垣
　　　天宗
　　　　肩貞

11 **天宗**	【穴位】在肩胛岡中央高峰凸起之外側凹陷處。 【主治】肩背痛、心絞痛、胸痛連背、背痛徹胸。 【手法】針8分。

12 **秉風**	【穴位】從天宗直上正當肩胛岡上緣凹陷處。 【主治】同天宗。 【手法】針6分。

13 **曲垣**	【穴位】以左手大指按住天宗穴,自然伸直食指,則指尖盡處為秉風穴半彎曲中指則指尖盡處為曲垣。 【主治】同天宗。 【手法】同天宗。

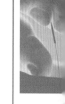

14 肩外俞

【穴位】從第一胸椎下之陶道穴旁開3寸。

【主治】肩背痛、頸項強。

【手法】針5分。

15 肩中俞

【穴位】從第七頸椎下第一胸椎上之大椎穴旁開2寸。（大椎→龍骨頸下最突出之骨節）

【主治】同肩外俞。

【手法】同肩外俞。

16 天窗

【穴位】從廉泉穴旁開4寸，正當動脈應手處，即頸部側面正中央。

【主治】頸部瘰癧。

【手法】針3分，避開動脈。

17 天容

【穴位】在下頷曲頰後緣凹陷處。

【主治】腮腺炎、顏面神經麻痺、顏面諸疾、耳鳴、耳聾、不眠。

【手法】針5分，由後往前扎不可直扎。

【處方】腮腺炎（_{台語}豬頭肥）中醫名稱為大頭瘟：用普濟消毒散。

18 顴髎

【穴位】在顴骨下緣直對眼外眥。

【主治】顏面及三叉神經痛、牙痛、耳鳴、口眼歪斜、臉面蟲行。

【手法】針6分，稍由下往上斜扎。

19 聽宮

【穴位】在耳屏尖（耳珠）前緣開口取穴。

【主治】一切耳疾、耳鳴、耳聾、中耳炎、歐氏管障礙。

【手法】針8分，進針出針時要開口。

 小錦囊

【處方】時常頭暈冒金星
美尼爾氏症候群 ｝半夏白朮天麻湯。

耳鳴：桂附八味丸。

輸卵管內部瘀血：桂枝茯苓丸（耳朵化膿）。

右邊瘀血：桃仁承氣湯。

左邊瘀血：大黃牡丹皮湯。

曲骨上痛：加味逍遙散。

【配穴】一切耳疾→針聽宮配後谿、翳風、太谿、足三里。

第十章

【手少陽三焦經】

（23穴，左右共46穴）

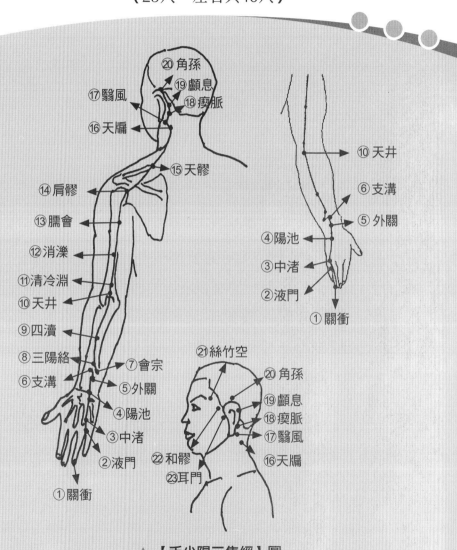

⑳角孫
⑲顱息
⑰翳風
⑱瘈脈
⑯天牖
⑮天髎
⑭肩髎
⑬臑會
⑫消濼
⑪清冷淵
⑩天井
⑨四瀆
⑧三陽絡
⑥支溝
⑦會宗
⑤外關
④陽池
③中渚
②液門
①關衝

⑩天井
⑥支溝
⑤外關
④陽池
③中渚
②液門
①關衝

㉑絲竹空
⑳角孫
⑲顱息
⑱瘈脈
⑰翳風
⑯天牖
㉒和髎
㉓耳門

▲【手少陽三焦經】圖

105

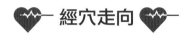

經穴走向

本經受之於手厥陰心包絡，脈起於手小指次指之端，上出次指之間，循手表腕，出臂外兩骨之間，上貫肘，循臑外，上肩交出足少陽之後，入缺盆，布膻中，散絡心包，下膈，遍屬三焦，其支者從膻中上出缺盆，上項，俠耳後直上，出耳上角，以屈下頰至𩑔，從耳後入耳中，至目銳眥。

【手少陽三焦經】歌訣

少陽三焦所從經，二十三穴手少陽，
關衝液門中渚旁，陽池外關支溝正，
會宗三陽四瀆長，天井清冷淵消濼，
臑會肩髎天髎堂，天牖翳風瘈脈青，
顱息角孫絲竹空，和髎耳門聽有常。

此經起於關衝、終於耳門，多氣少血，亥時（晚上9時至11時）氣血至此。三焦包括五臟六腑有名無實，主新陳代謝、內分泌免疫系統問題。

三焦主一身之氣化：

① 上焦： 主胸以上至頭之有疾也。

② 中焦： 主膈以下至臍之有疾也。

③ 下焦： 主臍以下至足之有疾也。

【主治】內分泌失調，新陳代謝障礙，免疫系統之疾。

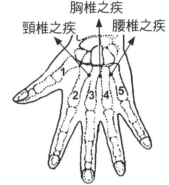

頸椎之疾　胸椎之疾　腰椎之疾

1 關衝

【穴位】在無名指（第四指）指甲外側距指甲一分處，為12經井穴之一。

【主治】高熱不退，一切休克昏迷之急救，心下滿，耳鳴心悸。

【手法】針一分或放血。

2 液門

【穴位】在第四、五指本節前五分之凹陷處（自然半握拳、兩指骨間）。

【主治】耳鳴、心悸、美尼爾氏症（歐氏管障礙，走路不平衡）、不眠、耳聾、肩背痛、高熱、中暑、咽喉炎。

【手法】針5分，為八邪之一。

3

中渚

【穴位】在第四、五指本節後五分之凹陷處（兩掌骨間）。

【主治】一切虛弱症，貧血性之眩暈（可用半夏白朮天麻湯）、腦神經衰弱、不眠、怔忡、耳鳴、耳聾、氣閉、美尼爾氏症、肩背痛、頸項強、腰痛。

【手法】針5分，避開靜眼，為上八邪之一。

4

陽池

【穴位】在掌背後關節處，兩筋間，直對中指外側。（靠大拇指之凹陷處為中泉），為三焦經之原穴。

【主治】頸項強、肩背痛。具特效、耳鳴、耳聾、顏面諸疾、五指不能握物。通命門督脈可治腰痛。

【手法】可透大陵，針6分。

 小錦囊

刮痧 ｛ 實證：由上往下刮至陽池穴。
用逆經瀉法，如口乾舌燥、耳鳴、生頭皮屑、高血壓。

虛症：由手往上刮（保養）順其經絡。

5　外關

【穴位】從陽池上2寸兩筋間，
　　　　兩骨（尺、橈骨）間，
　　　　為三焦經之絡穴，
　　　　為八脈交會穴之一。

【主治】肩背痛、頸項強、
　　　　書痙（帕金森氏症）、
　　　　手肘酸痛、五指不能
　　　　握物、目視不明。

【手法】針8分，可透內關。

6　支溝

【穴位】從陽池上3寸兩筋間兩骨間。

【主治】同外關。

【手法】針8分。

【配穴】配照海→治便秘。

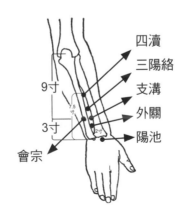

四瀆
三陽絡
支溝
外關
陽池
會宗
9寸
7.5寸
3寸
2寸

7 / 會宗

【穴位】從支溝外開一寸之尺骨與大筋間,為三焦經之郄穴。

【主治】耳鳴、耳聾、顏面諸風熱、肩背痛、頸項強。

【手法】針4分。

8 / 三陽絡

【穴位】從支溝直上1寸兩筋間,兩骨間。

【主治】手臂不舉、肩背痛。

【手法】禁針(若避開動脈針5分)。

9 / 四瀆

【穴位】從陽池上7.5寸兩骨間,兩筋間。

【主治】手臂癱瘓(中風或小兒麻痺後遺症)頸項強、肩背痛。

【手法】針8分至1.5寸。

10 / 天井

【穴位】從鷹嘴突(手肘尖)上約2寸之骨歧處,針灸科學(肘尖上方1寸)。

【主治】一切皮膚病,具有清熱解毒之功效,瘰癧、瘡疔、癰、無名腫毒。

【手法】針5分(灸比針有效)。

11 清冷淵

【穴位】從天井直上1寸。

【主治】手臂後廉痛，肩背痛。老花眼，流冷淚，怕光。

【手法】針5分。

12 消濼

【穴位】從清冷淵直上3寸。

【主治】同清冷淵。

【手法】同清冷淵。

13 臑會

【穴位】從背後腋縫下1寸，正當三角肌後緣，直對手肘尖。

【主治】同清冷淵。一切眼疾，五十肩，肩背痛。

【手法】針7分（從天井穴直上7寸）。

14 肩髎

【穴位】在肩關節處，正當肩髃後約1寸舉臂有凹陷處。

【主治】肩關節痛、肩背痛、頸項強、五十肩。

【手法】針6分。

15
天髎

【穴位】從大椎到肩峰凸起之聯線與從肩井到曲垣之聯線之交點。

【主治】肩背痛，配後谿頸項強（特效）。

【手法】針6分。

16
天牖

【穴位】從風池到天容之連線與髮際之交點。

【主治】耳鳴、耳聾、不眠症、頸項強、後頭痛。

【手法】針5分（不可深針）。

17
翳風

【穴位】將耳垂尖往後翻貼則耳垂尖盡處，正當下頷曲頰後溝中（在耳後溝中之處）

【主治】耳鳴、耳聾、一切耳疾、失眠、具有安眠、鎮靜寧心之作用、腦神經衰弱症，目視不明，顏面神經麻痺。具鎮靜安眠寧神之功。

【手法】針5分（稍由後往前斜扎）。

18
瘈脈

【穴位】從翳風直上一寸，正當耳後根處。

【主治】一切耳疾。

【手法】針1分直扎。

19
顱息

【穴位】從瘈脈上一寸。耳後弦筋中。

【手法】禁針。

20
角孫

【穴位】在耳朵往前對折翻，則耳尖盡處。

【主治】偏頭痛，感冒，發熱，耳鳴。

【手法】針3分沿皮扎由前往後扎。

21
絲竹空

【穴位】從眉毛外開5分之眼框骨凹陷處。

【主治】暴花火眼（放血）一切眼疾、色盲、偏頭痛、眉稜角痛。

【手法】針3分，由上往外下45度沿皮扎。

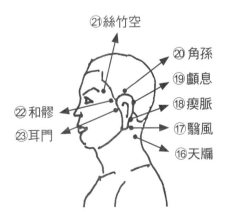

22 和髎

【穴位】在耳門上約5分正當顴骨上緣凹陷
　　　　處。

【主治】顏面諸疾，一切耳疾。正偏頭痛。

【手法】針2～3分沿皮扎。

23 耳門

【穴位】介於耳屏（耳珠）與上耳輪腳之間開
　　　　口有凹陷處。

【主治】一切耳疾。

【手法】針5～7分（開口下針）開口拔針。

【足厥陰肝經】

（14穴，左右共28穴）

・醫宗金鑑加急脈為14穴・

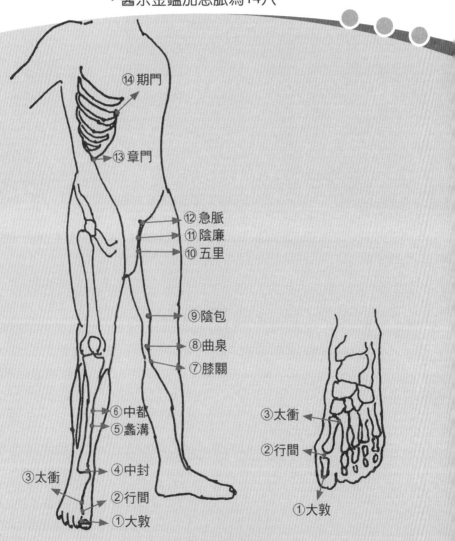

⑭ 期門

⑬ 章門

⑫ 急脈
⑪ 陰廉
⑩ 五里

⑨ 陰包
⑧ 曲泉
⑦ 膝關

⑥ 中都
⑤ 蠡溝

④ 中封

③ 太衝
② 行間
① 大敦

③ 太衝
② 行間
① 大敦

▲ 【足厥陰肝經】圖

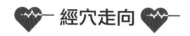

針灸學概要

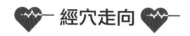
♥—⌇ 經穴走向 ⌇—♥

　　脈起足大指聚毛之處，上循足跗上廉，去內踝一寸，上踝八寸，交出太陰之後，上膕內廉，循股，入陰中，環陰器，抵小腹，挾胃，屬肝，絡膽，上貫膈，布脅肋，循喉嚨之後，上入頏顙，連目系，上出額與督脈會於巔，其支者，從目系，下頰裏，環唇內，其支者腹從肝別貫膈上注肺。

　　此經有14穴，左右共28穴（《醫宗金鑑》加急脈為14穴），丑時（夜間1時至3時）注此。其歌訣如下：

【足厥陰肝經】歌訣

一十四穴足厥陰，大敦行間太衝浸，
中封蠡溝中都近，膝關曲泉陰包臨，
五里陰廉急脈穴，章門常對期門深。

　　東方青色，入通於肝，開竅於目，藏精於肝，故病發驚駭，肝主筋——疝氣，肝主風——肝陽上亢，亦即西醫之高血壓，肝藏血。此經起於大敦終於期門，多血少氣，丑時氣血注此。

1 大敦

【穴位】在足大趾外側距指甲二分處，在三毛中，為十二經井穴之一為疝氣特效穴，一切休克昏迷之急救。

【主治】疝氣、脅脹，腹滿或痛，高熱，急慢性肝炎。

【手法】針2分沿皮扎（由外往內）。

2 行間

【穴位】在足大趾次趾交縫之橫紋後5分，正當本節後。

【主治】急慢性肝炎、黃疸、頭目眩暈（半夏白朮天麻湯）。

【手法】針5分為滎六，急慢性肝炎特效穴。

小錦囊

肝硬化、急慢性肝炎(黃疸)：1.茵陳五苓散1.5g。
　　　　　　　　　　　　2.加味逍遙散1.5g（複方）。

肝功能過高（肝火旺）：1.小柴胡湯1.5g。
　　　　　　　　　　　2.加味逍遙散1.5g複方。

肝硬化：A. 1.加味逍遙散1.5g 、 2.四物湯1.5g。
　　　　B. 當歸龍薈丸2g。

急性肝炎：加味逍遙散2g、茵陳五苓散2g（複方）。

中風：類中風、腦栓塞用七物降下湯。
　　　真中風、腦溢血用補陽還五湯。

3 太衝

【穴位】在足大趾次趾之蹠骨間隙處，動脈應
手處，為肝經之原穴為四關穴之一
（太衝2、合谷2）。

【主治】一切肝病、筋病、目疾、風症、半身
不遂，三叉神經痛。
休克昏迷、溺水、服毒動脈硬化，一
切休克昏迷急救穴。

【手法】針5分（開叉處下兩分斜上扎）。

【配穴】上吊→先扎合谷、太衝，加內關而後
才解繩。

4 中封

【穴位】以大指指腹最高點按住內踝尖往前水平
按則指尖盡處（筋骨間）正當大筋後。

【主治】足踝扭傷，腳氣水腫，疝氣筋急（配
足三里上半身麻醉）。

【手法】針6分，顏面神經麻痺，三叉神經
痛，月經不調。

5 蠡溝

【穴位】從內踝尖上5寸，正當脛骨後緣，為
肝經之絡穴。

【主治】口苦咽乾、目眩、胸脇滿、急慢性肝
炎、黃疸、一切目疾、高血壓。

【手法】針1寸。

【配穴】無痛分娩→中都、足三里、合谷、三
陰交、太衝。

6
中都

【穴位】從中封內踝尖上7寸,正當脛骨後緣,為肝經之郄穴（主治急性）。

【主治】急慢肝炎,肝硬化筋攣。急性目盲（自律神經失調）。

頭病,眩暈。

一切急性病。

【手法】針1寸。

【配穴】配足三里→下半身之麻醉開刀手術。

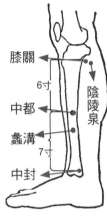

膝關
6寸
陰陵泉
中都
蠡溝
7寸
中封

小錦囊

【肝炎點】從三陰交直下1寸或內踝尖上2寸,脛骨後緣。

【主治】急慢性肝炎,肝腫大。

【手法】針8分。

【處方】感冒:1.九味羌活湯。2.川芎茶調散。

感冒時拉肚子,頭筋緊用葛根湯。

葛根黃芩黃連湯可下熱度（瀉之可退熱）。

【避孕穴】從內踝去踝上1寸,脛骨後緣。

【主治】避孕（當月有效、月經洗後第2週）,配藏紅花2.5錢。

【手法】針1寸,強刺激留針20-30分鐘限女性右腳。

第十一章　【足厥陰肝經】

119

7
膝關

【穴位】從陰陵泉穴後約1寸之筋骨間，其筋
外為陰谷，筋內為膝關。

【主治】膝關節後緣酸痛，筋攣疝氣。

【手法】針7分。

8
曲泉

【穴位】在大腿內側輔骨及下緣舉足凹陷處，
其直上為血海。

【主治】大腿內側酸痛，疝氣，鼠蹊部，淋巴
腺腫，一切肝病。

【手法】針7分。

內側上髁　大腿骨

陰包

曲泉　4寸

膝關

內側髁　脛骨

陰陵泉(脾經)

9
陰包

【穴位】從曲泉直上4寸。

【主治】疝氣，鼠蹊部淋
巴腺腫，急慢性肝炎，目視不明，眩
暈，大腿內廉酸痛。

【手法】針1寸。

10
五里

【穴位】從急脈直下3寸。

【主治】月經不調、不孕症、陰癢、淋病、遺
精、鼠蹊部淋巴腺腫、大腿不舉（針
與主治同陰廉）。

【手法】針1.5寸（由大腿內側骨邊扎針）。

【配穴】配髀關主治大腿不舉。

11 陰廉

【穴位】從急脈直下2寸，在股骨內側緣。

【主治】月經不調、不孕症、陰癢、淋病、遺精、鼠蹊部淋巴腺腫、大腿不舉，主治同陰包。

【手法】針1.5寸（由大腿內側骨邊扎針）。

鼠蹊部
曲骨
↑ 2.5寸
2寸 急脈
恥骨
陰廉
1寸
五里

【處方】久婚不孕方→四物湯（複方：當歸3錢、白芍3錢、川續斷3錢、川芎2.5錢、香附2.5錢、熟地3錢、吳茱萸2錢、黃耆3錢、肉桂3錢、艾葉2.5錢）月經清潔後服之（洗完後第二天）冬天服較好。

12 急脈

【穴位】從曲骨穴旁開2.5寸鼠蹊溝中內側緣動脈應手處。

【手法】禁針。

13 章門

【穴位】第十一浮肋尖盡處，肋骨10肋下腋窩直下（肝膽交會穴），為八會穴之一臟會章門。

【主治】心臟病，尤對肝脾最具特效，左：脾腫大，脾硬化，急慢性肝炎，黃疸，高熱。

【手法】針3分不可過深（右穴下方是肝）。

【處方】肝癌：加味逍遙散2g＋四物湯2g（複方）。

14
期門

【穴位】從乳中（第三、四肋間）下兩肋內開5分或從巨闕旁開3.5寸或從不容旁開1.5寸，乳頭直下肋骨邊緣（肝脾交會穴）。

【主治】婦人熱入血室(子宮)感冒身重，急慢性肝炎，脅間神經痛。傷寒過經不解（感冒久不癒）。

【手法】針3分。

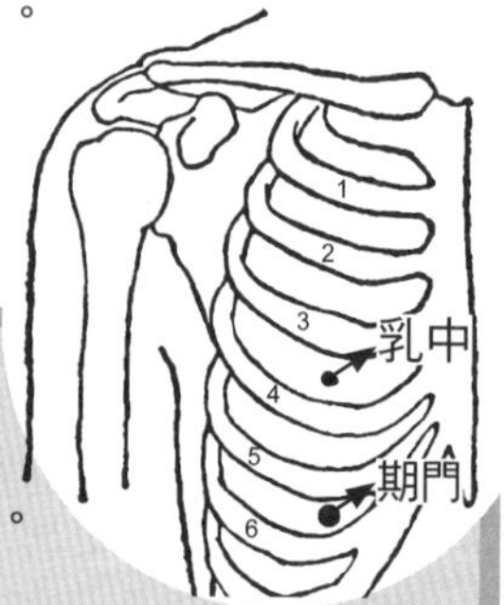

小錦囊

【主治】

婦人熱入血室
(白天正常，夜晚瘋癲)
- 1.小柴胡湯主之。
- 2.刺期門。

少陽症三忌
- 1.不可汗。
- 2.不可吐。
- 3.不可下。

（半表半裏症）要用和解。

五積 → 肺積—息賁
　　　　肝積—肥氣
　　　　腎積—奔豚
　　　　脾積—痞氣
　　　　心積—伏梁

（圖中標示）乳中　期門

第十二章

【督脈】

（27 穴，若加中樞為28穴）

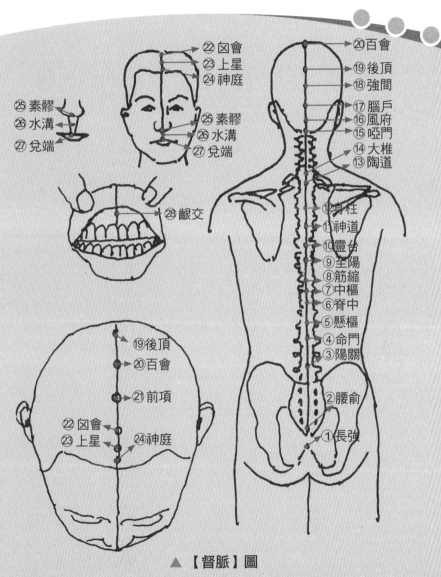

▲【督脈】圖

123

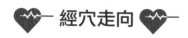 經穴走向

督脈起下極之腧，並於脊裏，上至風府入腦上巔，循額至鼻柱的素髎，歷水溝兌端，止於齦交穴。

【督脈】經穴歌訣

督脈中行二十七，長強腰俞陽關密，
命門懸樞追脊中，筋縮至陽靈台逸，
神道身柱陶道長，大椎平肩二十一，
啞門風府腦戶深，強間後頂百會率，
前頂囪會上星圓，神庭素髎水溝窟，
兌端開口唇中央，齦交唇內任督畢。

1

長強

【穴位】在尾骶骨最下緣內側為絡穴。

【主治】痔瘡、痔瘻、肛門腫痛。

【手法】針7分，扎對穴會自然掉眼淚

2

腰俞

【穴位】在第廿一胸椎下凹陷處。

【主治】痔瘡、痔瘻、脫肛（可用食用麻油燉
雞用輕擦而後緩緩塞回），坐骨神經
痛。

【手法】針5分。

【處方】乙字湯主治痔瘡。

小 錦 囊

【叮嚀】督脈入腦主治一切腦病，四肢病。
如治四肢要並取脾經。
脾主肌肉→太過─則四肢不舉。
不及─九竅不通。

【叮嚀】大小便不通→可扎中柱、關元。

【叮嚀】脊椎骨穴道不可扎太深，如有四肢放電現象
應趕緊提針（表示扎到脊椎神經有四肢癱瘓
之慮）。

3
陽關

【穴位】在第十六胸椎下凹陷處。

【主治】一切腦脊髓病，腰背不能彎曲，四肢筋攣，老人多尿，一切男性病腎虛，腦神經衰弱。坐骨神經痛，同命門。

【手法】針5分，同命門，腰椎骨刺。

4
命門

【穴位】在第十四胸椎卜凹陷處（亦即第二腰椎下）。

【主治】同陽關。

【手法】針5分，同陽關。

【處方】治小兒尿床→灸命門、腎俞、三陰交→用龜鹿二仙膠。

5
懸樞

【穴位】在第十三胸椎下凹陷處。

【主治】一切腦脊髓病，腰背不能彎曲，四肢筋攣，坐骨神經痛，同脊中。

【手法】針5分（亦即第一腰椎下）。

6
脊中

【穴位】在第十一胸椎下凹陷處。

【主治】一切腦脊髓病，腰背不能彎曲，四肢筋攣，坐骨神經痛，同懸樞。

【手法】針5分（一切腸胃病）。

7
中樞

【穴位】在第十胸椎下凹陷處。

【主治】同至陽。

【手法】針5分（禁針）。

8
筋縮

【穴位】在第九胸椎下凹陷處。

【主治】同至陽。

【手法】針5分。

【說明】西醫脊髓穿刺都是由脊椎筋縮抽取脊髓化驗。

小錦囊

說明：

a. 依解剖生理學針灸學 (P171)

頸椎7節，胸椎12節，腰椎5節，尾骶椎4節

b. 依針灸大成

頸椎7節，上七椎每椎1.41寸

中七椎每椎1.61寸

下七椎每椎1.26寸

c. 針灸大成刺熱論 (P5)

三椎下間主胸中熱（肺熱）

四椎下間主膈中熱（心熱）

五椎下間主肝熱

六椎下間主脾熱

七椎下間主胃熱

9 至陽

【穴位】在第七胸椎下凹陷處。

【主治】一切腦脊髓病，腰背不能彎曲，高熱，黃疸（配腕骨），肝膽病。

【手法】針5分。

10 靈台

【穴位】在第六胸椎下凹陷處。

【主治】一切腦脊髓病、腰背不能彎曲、高熱、黃疸、四肢筋攣。

【手法】針5分。

11 神道

【穴位】在第五胸椎下凹陷處。

【主治】肩背痛、一切腦脊髓病、腰背不能彎曲、四肢筋攣、心絞痛、肝炎、肝硬化。

【手法】針5分。

12 身柱

【穴位】在第三胸椎下凹陷處。

【主治】肩背痛，一切腦脊髓病，腰背不能彎曲，四肢筋攣，肺炎，支氣管炎，肺氣腫，上半身癱瘓。

【手法】針5分。

**13
陶道**

【穴位】在第一胸椎下凹陷處。

【主治】瘧疾,頸項強,腰脊強不能彎曲,四肢筋攣。

【手法】針5分。

**14
大椎**

【穴位】在第七頸椎下第一胸椎上之凹陷處,為手三陽經、足三陽經、督脈共七條經脈之交會點。

【主治】高熱不退(配後谿、曲池、合谷)、頸項強、一切腦病、脊椎病、全身癱瘓。

【手法】針5分(稍由下往上斜扎)。

【配穴】放血消除疲勞,四肢筋攣,肩背痛,寒熱往來(瘧疾)→配後谿、陶道、間使、衝陽。

小錦囊

【說明】從大椎到尾骶骨共21椎通作三尺,故人為三尺之軀。

上7椎每椎1寸4分1釐、中7椎每椎1寸6分1釐、下7椎每椎1寸2分6釐。

・多服還少丹可保青春。

・兩腳軟→健步虎潛丸。

・周公百歲酒可長壽。

15 瘂門

【穴位】介於風府與後髮際之中點，風府直下5分（介於第一、二頸椎棘突間凹陷處），為回陽九針之一。

【主治】聲瘂，聲帶發炎，咽喉炎，扁桃腺發炎，頸項強，聾啞，聲帶麻痺。

【手法】針5分，由上往下斜扎（古法）。

16 風府

【穴位】在腦後正中央線正當枕骨下緣凹陷處。

【主治】感冒頭痛，頸項強，四肢筋攣，腦中風，書痙(帕金森氏症)，呼吸困難，鼻炎。

【手法】針5分由下往上斜扎，不可過深。腦戶後1寸5分。

17 腦戶

【穴位】在腦戶正中央線正當枕骨上緣凹陷處

【手法】禁針（枕骨粗隆上緣正中央凹陷處）。

18 強間

【穴位】在後正中央線百會後3寸之頭骨開歧處，從腦戶直上約1.5寸人字骨開歧處。

【主治】頭痛欲裂、頸項強（配豐隆）、失眠、健忘。

【手法】針3分沿皮扎。

19 後頂

【穴位】在後正中央線百會後1.5寸。

【主治】頭痛、後頭痛。

【手法】針3分,沿皮扎。

20 百會

【穴位】從前正中央線與兩耳尖聯線之交點,為百脈所朝會,故謂之百會,為手足三陽經與督脈共七條經絡之會穴。為三才穴之一（天：百會；地：湧泉；人：璇璣）。

【主治】一切陽氣不足,中風（用灸）,休克昏迷,虛弱,頭暈目眩,高血壓,頭痛,偏頭病,一切目疾,顏面諸疾。動脈硬化,半身不遂,健忘。

【手法】針3分,由前往後（後往前沿皮扎）。

【補充】由後腦往前扎為補針,由前額往後扎為瀉針（迎而奪之者瀉也,隨而濟之者補也）。

【功療】小兒發燒按摩→上里、合谷、內關、風池,風府而後塗萬金油。針→合谷、曲池。

【功療】帕金森氏症 (Parkinson's) 目前無藥可治,可扎下列穴道：人中、百會（或大椎）風府、風池。

21
前頂

【穴位】在百會前1.5寸。

【主治】頭面諸疾。

【手法】針3分沿皮扎。

22
囟會

【穴位】在前面正中央線上百會前3寸。

【主治】一切腦病，頭痛，偏頭痛，精神病，顏面諸疾。

【手法】針3分沿皮扎未滿8歲禁針。

23
上星

【穴位】從前正中央入髮際1寸處。

【主治】顏面諸疾，頭病，偏頭痛，鼻炎，鼻蓄膿，青春痘，黑斑，雀斑。

【手法】針3分，由前往後沿皮扎。

24
神庭

【穴位】前正中央線入髮際（印堂上三寸）五分處。

【手法】禁針。

25 素髎

【穴位】在鼻準頭尖。

【主治】醉酒、昏迷、酒糟鼻（鼻子通紅）、鼻炎、鼻蓄膿。

【手法】針2分，由下往上沿皮扎。

【配穴】配合谷、上星→醒酒。

【處方】喝酒前先服葛根湯（50分鐘前）。

26 水溝 (人中)

【穴位】在鼻柱下一分正當水溝中，為十三鬼穴之一，具有起死回生之功，為急救之要穴。

【主治】一切休克昏迷、四肢筋攣、高熱腰痛，癲癇、癔病、神經質之頭痛、急慢性驚風，游泳抽筋插人中。

【手法】針3分由下往上斜扎或放血（45度）。

【補充】人中變黃，黑色及平坦，表示病重。

27 兌端

【穴位】在上唇中央，紅白分肉際之嘴珠。

【主治】顏面諸疾、顏面神經麻痺、三叉神經痛。

【手法】針2分，不留針。

28
──
齦交

【穴位】在上唇內上牙齦與上唇之繫帶下緣。

【主治】牙痛、牙齦腫爛、鼻塞、鼻痔、鼻炎。

【手法】針2分不留針（得氣即瀉）瀉：強刺激（得氣時之狀況：手下沈緊如魚吞鈎）。

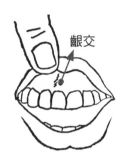

齦交

第十三章

【足少陽膽經】

（44穴，左右共88穴）

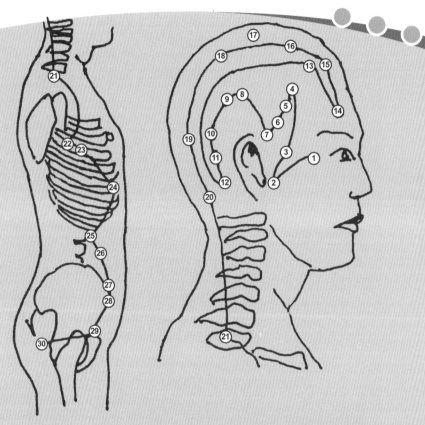

① 瞳子髎 ② 聽會 ③ 上關 ④ 頷厭 ⑤ 懸顱 ⑥ 懸釐 ⑦ 曲鬢
⑧ 率谷 ⑨ 天衝 ⑩ 浮白 ⑪ 頭竅陰 ⑫ 完骨 ⑬ 本神 ⑭ 陽白
⑮ 頭臨泣 ⑯ 目窗 ⑰ 正營 ⑱ 承靈 ⑲ 腦空 ⑳ 風池 ㉑ 肩井
㉒ 淵液 ㉓ 輒筋 ㉔ 日月 ㉕ 京門 ㉖ 帶脈 ㉗ 五樞 ㉘ 維道
㉙ 居髎 ㉚ 環跳

▲ 【足少陽膽經】圖 (1)

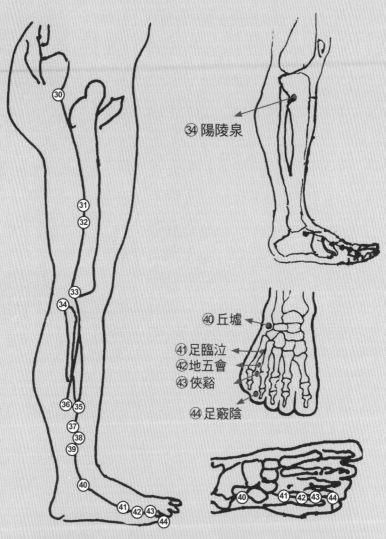

㉞ 陽陵泉

㊵ 丘墟

㊶ 足臨泣
㊷ 地五會
㊸ 俠谿

㊹ 足竅陰

㉛風市　㉜中瀆　㉝膝陽關　㉞陽陵泉　㉟陽交　㊱外丘　㊲光明

㊳陽輔　㊴懸鐘　㊵丘墟　㊶足臨泣　㊷地五會　㊸俠谿　㊹足竅陰

▲ 【足少陽膽經】圖 (2)

此經受之於手少陽三焦經起於眼外處角之瞳子髎，止於足竅陰，多氣少血，子時（夜間23時至清晨1時）氣血注此。諸腑皆位穢濁，獨膽無所傳道故曰清淨。

【足少陽膽經】歌訣

少陽足經瞳子髎，四十四穴行迢迢，
聽會上關頷厭集，懸顱懸釐曲鬢翹，
率谷天衝浮白次，竅陰完骨本神邈，
陽白臨泣目窗闢，正營承靈腦空搖，
風池肩井淵液部，輒筋日月京明標，
帶脈五樞維道續，居髎環跳風市招，
中瀆陽關陽陵泉，陽交外丘光明宵，
陽輔懸鐘丘墟外，足臨泣地五俠谿，
第四趾端竅陰畢。

❤— 經穴走向 ❤—

脈起目銳眥，上抵頭角，下耳後，循頸、行手少陽之前至肩上，卻交出手少陽之後，入缺盆，其支者，從耳後入耳中，出走耳前，至目銳眥後，其支者別目銳眥，下大迎，合手少陽，抵頞下，加頰車，下頸、合缺盆、下胸中，貫膈，絡肝屬膽，循脅裏，出氣衝，繞毛際……其支者，別跗上，入大指，循歧骨內，出其端，還貫入爪甲，出三毛。

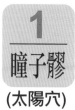

1

瞳子髎

(太陽穴)

【穴位】從眼外眥外開5分正當眼框骨外側緣
凹陷處。

【主治】一切耳疾（暴花火眼、虹彩炎）、正
偏頭痛、頭面滿瘡癰腫毒、美容（去
皺紋）。

【手法】針3分，向斜外下45度方向沿皮扎或放
血（避開靜脈），放血是放靜脈血。

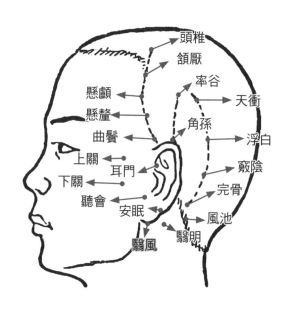

以右手四個指頭放於角孫前一寸呈一弧度則四指
所按為四個穴道之名稱（曲鬢、懸釐、懸顱、頷
厭四個穴道）。

2 聽會

【穴位】在耳鉤下緣凹陷處開口取穴

【主治】一切耳疾、耳鳴（特效）耳聾、美尼爾氏症、重聽。

【手法】針7分（耳鉤即V字型處）。

3 上關
(客主人)

【穴位】在耳前顴骨上緣，直對下關。

【主治】頭面、耳諸疾。

【手法】針3分，由前往後不可直扎，沿皮扎（不可深針、深則耳聾）最好不扎。

【配穴】耳聾、耳鳴→翳風（耳門、聽宮、聽會）三者取一、外關或中渚。

4 頷厭

【穴位】從頭維穴直下1寸。

【主治】祛風鎮驚。

【手法】沿皮向後或向下橫刺0.5-1.5寸、不灸。

5 懸顱

【穴位】從頷厭到曲鬢之顱骨下緣之弧線的四分之三處。

【主治】祛風明目，清熱消腫。

【手法】橫刺0.5～1.5寸。小兒前側囟未閉或剛閉者禁針刺，以免誤入顱內而損傷腦部。不灸。

6 懸釐

【穴位】從頷厭到曲鬢之顱骨下緣之弧線的四分之二處。

【主治】正偏頭痛顏面及眼諸疾不眠病。

【手法】一律由前往後沿皮扎（與顱骨作切線扎針）。

7 曲鬢

【穴位】在角孫穴前1寸。

【主治】祛頭風，利口頰。

【手法】橫刺0.5～1.5寸，一般不灸。

8 率谷

【穴位】從耳尖（角孫）直上1.5寸後開約2分之嚼物有頭骨會動之凹陷處。

【主治】頭風（十神湯）、頭痛（川芎茶調散）、偏頭痛、眼痛。

【手法】針3分。

9 天衝

【穴位】從率谷各往後斜扎45度方向距率谷3分處。

【主治】同率谷。

【手法】同率谷。

【處方】眩暈→可用半夏白朮天麻湯

貧血性頭暈→用歸脾湯

10
浮白

【穴位】從天衝直下1寸正當完骨上緣。

【主治】利口齒，祛風。

【手法】沿皮刺0.5~1.5寸，或向角孫透刺，不灸。

11
頭竅陰

【穴位】介於浮白與完骨兩穴之中點。

【主治】偏頭病、後頭病、耳鳴。

【手法】針3分沿皮扎。

12
完骨

【穴位】頭部耳後乳突後下方凹陷處。當乳突後緣直下，平乳突下緣處，與風府相平，與後髮際之交點。

【主治】祛風，清熱，寧神。

【手法】直刺或斜刺0.5~1寸。不灸。

13
本神

【穴位】從眼外角直上入髮際5分處。

【主治】偏頭病、目視不明、頭痛、顏面美容。

【手法】針3分上下沿皮扎。

14
陽白

【穴位】從魚腰直上1寸直對瞳孔。

【主治】眼簾下垂、偏正頭病、目視不明、美容、一切眼疾。

【手法】針3分由內往外沿皮扎。

【配穴】陽白配三陰交治眼簾下垂特效。

15
頭臨泣

【穴位】從瞳孔直上入髮際5分處。

【主治】目視不明多淚、正偏頭病。

【手法】針3分沿皮扎。

16
目窗

【穴位】從頭臨泣後1.5寸。

【主治】腦神經衰弱，同臨泣。

【手法】同臨泣。

17
正營

【穴位】在目窗後1.5寸。

【主治】正偏頭痛一切腦疾。

【手法】針3分沿皮扎（對側半身不遂）。

18
承靈

【穴位】從正營後1.5寸。

【手法】禁針。

19
腦空

【穴位】腦戶旁開（2.5寸）後顱骨凹陷處（或從目窗下4.5寸承靈下1.5寸）。

【主治】後頭痛、頸項強。腦神經衰弱。

【手法】針3分沿皮扎（往耳朵方向左右扎）（禁針）。

20 風池

【穴位】從風府旁開約3寸之顱骨下緣大凹陷處，從風府穴旁開2寸稍下方之後顱骨。

【主治】頭風、傷風、感冒、頭痛、發熱、頸項強、四肢痙攣、呼吸困難、高血壓、動脈硬化症、自律神經失調、高熱。

【手法】針5分與皮膚方向垂直下針（直對鼻尖方向扎）不可過深。

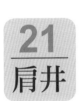

21 肩井

【穴位】以右手大指尖按住病人右肩之大椎穴其餘四指緊靠病人頸部並按住病人右肩，掌心按住肩胛崗，自然彎曲中指，往下按則中指尖處，正當兩大筋間。

【主治】頸項強、肩背痛。一切乳疾、白帶過多、手臂不舉。

【手法】針5分不可過深，暈針時急補足三里。從頸側旁開1.5寸在肩膀正中央線上（先刺足三里後刺此穴，效果比較好）。

22 淵腋

【穴位】從極泉往下作一垂直線與從乳中往外作一水平線之交點正當第四、五肋間（5、6胸肋間；4或5肋間乳中肋）。

【主治】膽囊炎、膽結石、肋間神經痛、肝膽病。

【手法】針3分或灸。

23 輒筋

【穴位】從淵腋斜前1寸第五、六胸肋間。

【主治】肋間神經痛（坐骨神經痛→秩邊、環跳；腰痛→1.委中配腎腧。2.京骨、束骨）。

【手法】針3分灸。

24 日月

【穴位】位於人體的腹部，當乳頭直下，第7肋間隙，前正中線旁開4寸。

1.針灸大成→在期門下5分。

2.甲乙經→在期門下1.5寸。

3.腧穴圖譜→在期門下2.5寸。

【主治】感冒、胸腹諸痛、經水不調、肋間神經痛。

【手法】針3分或灸一切肝膽病。

25 京門

【穴位】在第十二浮肋尖。

【主治】腰部扭傷、腰重、腰不能彎曲、膽結石腎臟炎、一切肝膽病。

【手法】針5分。

26 帶脈

【穴位】從神闕上兩分旁開7.5寸（《針灸大成》）；8.5寸（《針灸心法》）。

【主治】赤（針）帶（屬熱）；
白（灸）帶（屬寒）。
不孕症、月經不調、腰痛、腰傷。
腹滿一切婦科病特效穴。

【手法】針8分。

27 五樞

【穴位】關元旁開3.5寸（從神闕下3寸旁開3.5寸）。

【主治】同帶脈。

【手法】同帶脈。

小錦囊

無痛分娩→三陰交、足三里、環跳、曲泉、血海
取雙側。
月經遲→帶脈、血海、三陰交、足三里
灸之經即來。

28
___
維道

【穴位】從神闕下3.5寸旁開3.5寸（五樞直下0.5寸）。

【主治】同帶脈。

【手法】同帶脈。

【補充】奇經八脈之帶脈左右共6穴：帶脈、五樞、維道。

29
___
居髎

【穴位】左臀側之髖骨與股骨關節正中央凹陷（維道下3寸在環跳上1寸）。

【主治】坐骨神經痛，腰痛，下肢癱瘓。

【手法】針1.2寸或灸（在髖白關節外側正中央凹陷處，骨輪上方凹陷處）。

30
___
環跳

【穴位】大指指腹最高點按住大轉子，往臀部尖方向壓按則指尖盡處（從大轉子到臀尖連淺之前1/3處）。

【主治】坐骨神經痛，腰酸背痛，青蛙腿，白帶過多。

【手法】針1.2寸。

31 風市

【穴位】立正兩手自然下垂則中指尖根處，通常配陽陵泉治全身酸痛。

【主治】一切風症、中風半身不遂、全身性風濕病（用上、中、下痛風散）、腰酸背痛主一切痛症具有特效。

【手法】針8分或1寸或灸。

32 中瀆

【穴位】從風市直下2寸。

【主治】坐骨神經痛，脛膝酸痛。

【手法】針8分。

33 陽關

【穴位】在外膝眼外側之膝關節外側之筋骨間凹陷處。

【主治】膝關節炎或無力、脛膝痛。

【手法】針7分或灸。

34 陽陵泉

【穴位】在足腓骨小頭（上踝骨）之前斜45度下方。

【主治】膝關節炎（可用大防風湯）、膝關節痛（疏經活血湯）或無力（可用防己黃耆湯）。

【手法】針8分可以透陰陵泉。

【配穴】動脈硬化症可扎三穴→陽陵泉、太衝、三陰交。

35 / 陽交

【穴位】在外丘後1寸腓骨前（後）緣，（從外踝尖上7寸，從崑崙上7寸）。

【主治】膽結石，膽囊炎，脛膝痛。

【手法】針7分。

36 / 外丘

【穴位】從陽陵泉直下7寸（在腓骨前緣）。

【主治】同陽交。

【手法】同陽交。

37 / 光明

【穴位】外踝尖上5寸，正當脛骨前緣，為膽經之經穴。

【主治】一切目疾、結膜炎、角膜炎、色盲、近遠視、目翳、一切肝膽病。

【手法】針8分。

38 / 陽輔

【穴位】從外踝尖上4寸，正當脛骨後緣或絕骨上1寸前開3分處。

【主治】膽囊炎、黃疸病、口苦咽乾目眩、脛膝外廉病（針與主治同絕骨）。

【手法】針8分（介於光明與絕骨兩穴聯線之中點前3分）。

39

懸鐘

（絕骨）

【穴位】從外踝尖直上3寸，正當脛腓骨前緣之開岐處，據2001腧穴：從外踝尖上3寸，腓骨後緣。

【主治】中風半身不遂、腦膜炎、一切腦及脊髓病、髓會絕骨（腦、脊髓）、一切肝膽病、胸脇痛、下肢癱瘓。

【手法】針6分，可透三陰交。

40

丘墟

【穴位】以大指指腹最高點按住外踝尖往前水平按則指尖盡處，正當筋骨間足踝關節處，為膽經之原穴。

【主治】一切肝膽病、足踝扭傷、腳氣水腫、黃疸高熱、下半身癱瘓、一切腦病及後遺症。

【手法】針5分。

41

足臨泣

【穴位】在足第四、五趾之蹠骨關岐處，為八脈交會穴之一（靈龜八法穴之一、飛騰八法穴之一）。

⑩丘墟
㊶足臨泣
㊷地五會
㊸俠谿

㊹足竅陰

【主治】偏頭痛、頭痛、頭眩、目眩、顏面神經麻痺、耳鳴、黃疸、足心熱、足背浮腫、三叉神經痛。

【手法】針5分。

【配穴】配光明→可斷奶；配陽陵泉、光明→治胸脇痛。

42
地五會

【穴位】從足臨泣直下0.5寸。

【手法】禁針（從足臨泣到俠谿連線之前1/3）。

43
俠谿

【穴位】在第四、五趾交縫之橫紋際5分處。

【主治】頭面諸疾。

【手法】針5分。

44
足竅陰

【穴位】在足第四趾外側，距趾甲一分處，為十二經井穴之一。

【主治】心下滿、黃疸、高熱、頭面諸風熱、產難；一切休克昏迷之急救。

【手法】針一分或放血。

【處方】當歸拈痛散→主治手足關節紅腫。

第十四章
【足太陽膀胱經】

（67穴，左右共134穴）

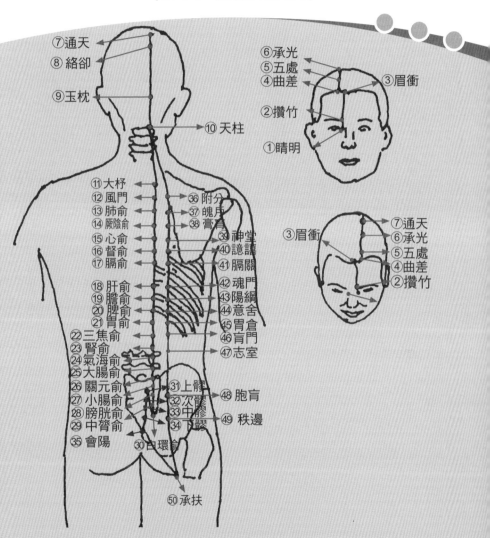

⑦通天
⑧絡卻
⑨玉枕
⑩天柱

⑥承光
⑤五處
④曲差
③眉衝
②攢竹
①睛明

⑪大杼
⑫風門
⑬肺俞
⑭厥陰俞
⑮心俞
⑯督俞
⑰膈俞
⑱肝俞
⑲膽俞
⑳脾俞
㉑胃俞
㉒三焦俞
㉓腎俞
㉔氣海俞
㉕大腸俞
㉖關元俞
㉗小腸俞
㉘膀胱俞
㉙中膂俞
㉟會陽

㊱附分
㊲魄戶
㊳膏肓
㊴神堂
㊵譩譆
㊶膈關
㊷魂門
㊸陽綱
㊹意舍
㊺胃倉
㊻肓門
㊼志室

③眉衝
⑦通天
⑥承光
⑤五處
④曲差
②攢竹

㉛上髎
㉜次髎
㉝中髎
㉞下髎
㉚白環俞

㊽胞肓
㊾秩邊

㊿承扶

▲【足太陽膀胱經】圖(1)

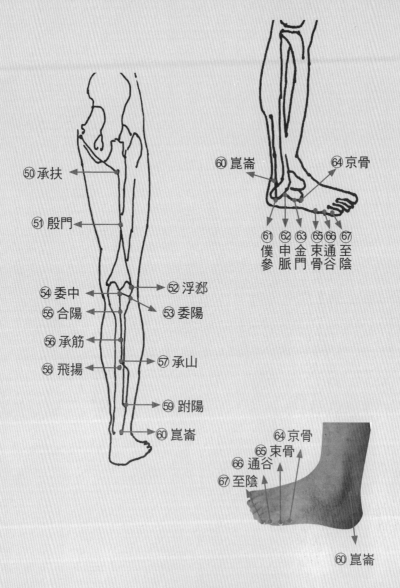

⑤⓪承扶
⑤①殷門
⑤④委中
⑤⑤合陽
⑤⑥承筋
⑤⑧飛揚
⑤②浮郄
⑤③委陽
⑤⑦承山
⑤⑨跗陽
⑥⓪崑崙

⑥⓪崑崙
⑥④京骨
⑥①僕參
⑥②申脈
⑥③金門
⑥⑤束骨
⑥⑥通谷
⑥⑦至陰

⑥④京骨
⑥⑤束骨
⑥⑥通谷
⑥⑦至陰
⑥⓪崑崙

▲【足太陽膀胱經】圖 (2)

此經起睛明終於至陰多血少氣，申時（下午3點至5點）氣血注此。

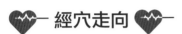 ── 經穴走向 ──

　　脈起目內眥，上額交巔上，其支者，從巔至耳上角；其直行者，從巔入絡腦，本徑受之於小腸經，起於眼內角的睛明穴，上攢竹，過額部，循著眉衝、曲差、五處、承光、通天，再斜行交會於督脈之百會穴。其直行一支脈，由百會循通天，絡卻玉枕穴下行項後天柱，會於督脈之大椎，再沿肩膊內，左右分開成四路直下，循大杼、風門……腎俞，直達腰中。

　　自腰中腎俞穴各分出一支脈，挾脊駐往外側下行，循氣海俞、大腸俞……等俞穴至中膂俞、白環俞，入循臀，絡腎屬膀胱，其別者從腰中下貫臀，入膕中，其支別者，從膊內左右，別下貫胛，挾脊內，過髀樞，循髀外後廉，下合膕中，以下貫腨內，出外踝之後，循京骨至小指外側端。

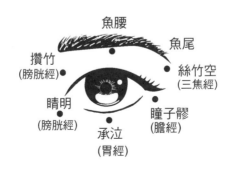

魚腰

魚尾

攢竹
（膀胱經）

絲竹空
（三焦經）

睛明
（膀胱經）

瞳子髎
（膽經）

承泣
（胃經）

【足太陽膀胱經】歌訣

足太陽經六十七，晴明目內紅肉藏，
攢竹眉衝與曲差，五處寸半上承光。
通天絡卻玉枕昂，天柱後際大筋外，
大杼背部第二行，風門肺俞厥陰四。
心俞督俞膈俞強，肝膽脾胃俱挨次，
三焦腎氣海大腸，關元小腸到膀胱。
中膂白環仔細量，自從大杼至白環，
各各節外寸半長，上髎次髎中復下。
一空二空腰踝當，會陽陰尾骨外取，
附分俠脊第三行，魄戶膏肓與神堂。
譩譆膈關魂門九，陽綱意舍仍胃倉，
肓門志室胞肓續，二十椎下秩邊場。
承扶臀橫紋中央，殷門浮郤到委陽，
委中合陽承筋是，承山飛揚踝附陽。
崑崙僕參連申脈，金門京骨束骨忙，
通谷至陰小指旁。（一百三十四穴）

1 **睛明**	【穴位】在眼內眥紅肉中央之淚孔。 【主治】一切目疾，青光眼，結膜炎，角膜炎，近、遠視，目翳，視神經萎縮症（眼睛好好的，但看不見東西）。 【手法】針1~2分，禁灸。
2 **攢竹**	【穴位】在眉尖。 【主治】正偏頭痛，不眠症，一切目疾眼酸，具有安神鎮靜之功，為美容要穴。 【手法】針3分，順著眉毛方向沿皮扎。
3 **眉衝**	【穴位】從攢竹直上入髮際5分與神庭平。 【主治】頭面諸疾。 【手法】針3分沿皮扎。

小錦囊

美容要穴→印堂、頭維(2)、絲竹空、瞳子膠(外)、足三里、三陰交、關元、腎腧、中柱。

中年→用香砂六君子湯。

老人→還少丹。

治黑斑雀斑→指駟馬穴。

青春痘→曲他，合谷，足三里，三陰交。

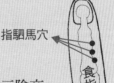

指駟馬穴

食指

（男左女右）

4 ──── 曲差

【穴位】從神庭旁開1.5寸。

【主治】頭面諸疾。

【手法】針3分沿皮扎。

5 ──── 五處

【穴位】從上星旁開1.5寸。

【主治】頭面諸疾，偏頭痛，腦神經衰弱。

【手法】針3分，沿皮扎。

6 ──── 承光

【穴位】針灸大成：在五處後1.5寸

甲乙經：在五處後2寸。

【主治】目視不明、目翳、腦水腫、正偏頭痛。

【手法】針3分，沿皮扎。

【處方】目視不明、目翳→

用滋腎明目丸。

【配穴】治目醫(針)→睛明，光明，臂臑(魚腰或攢竹)瞳子髎→放血。

絡卻

1.5寸 通天
1.5寸 承光
1.5寸 五處
5.5寸 上星
1.5寸 曲差
髮際
神庭 0.5寸 眉衝

7 ──── 通天

【穴位】從承光直後1.5寸或百會前5分旁開1.5寸。

【主治】一切腦疾。

【手法】針3分，沿皮扎。

8 絡卻	【穴位】在通天直後1.5寸。 【主治】腦病、後頸痛。 【手法】針3分， 　　　　沿皮扎。

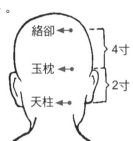

絡卻 ←
玉枕 ←
天柱 ←
4寸
2寸

9 玉枕	【穴位】從腦戶旁開1.3寸。 【主治】後頭痛、頸項強，失眠。 【手法】針3分，沿皮扎（水平扎）。

10 天柱	【穴位】從瘂門旁開1.3寸正當大筋外。 【主治】頸項強痛、扁桃腺炎（天柱配扁桃 　　　　點）、咽喉炎。 【手法】針5分與皮膚垂直方向下針。

 小錦囊

五臟俞
- 心扎心俞→血會扎膈俞
- 肝→肝俞→一切虛勞病→膏肓
- 肝→脾俞→腎俞以下穴道主治骨神經痛
- 肺→肺俞
- 腎→腎俞

＊凡是第三行之穴道皆為第二行之
同部位之穴道之輔助穴（藏象穴）

11 大杼

【穴位】大杼、風門、肺俞、厥陰俞、附分、魄戶（膏肓）。

【主治】一切肺痛、呼器官諸疾。

15 心俞

【穴位】心俞、督俞、膈俞、神堂、譩譆、膈關

【主治】一切心臟病、冠狀動脈阻塞、心瓣膜障礙、心律不整、精神分裂症、情緒不穩。

18 肝俞

【穴位】肝俞、膽俞、魂門、陽綱。

【主治】一切肝膽病。

20 脾俞

【穴位】脾俞、胃俞、意舍、胃倉。

【主治】一切消化器官。

胃俞代表主一切腸胃病。

脾俞代表主一切血病、婦科病、糖尿病。

膏肓刮痧→可治心疾（心火旺）。

小錦囊

【手法】從大杼到腎俞，從附分到志室全部直扎3~5分，不可深針，深則刺中五臟者死。

22
三焦俞

【穴位】三焦俞、腎俞、氣海俞、肓門、志室

【主治】一切生殖系統、腦神經衰弱症。

25
大腸俞

【穴位】從大腸俞以下各穴。

【主治】坐骨神經痛。

31
八髎

【穴位】尾骶骨上3寸，旁開1寸，灸最好。

1. 上髎：
   在第18椎棘旁開0.5寸處。

2. 次髎：
   在第19椎棘突旁開0.5寸。

3. 中髎：
   在第20椎棘突旁開0.5寸。

4. 下髎：
   在第21椎棘突旁開0.5寸。

【手法】以上皆針5分，（穴道不準會扎到骨頭，扎對穴可入8分）。

【主治】坐骨神經痛、疲勞、陽痿

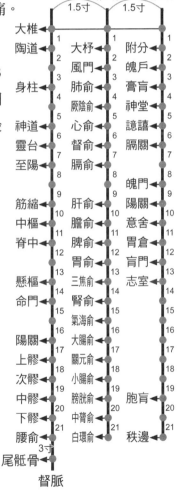

35
會陽

【穴位】從尾骶骨端
斜外0.5寸。

【主治】痔瘡、痔瘻、脫肛。

【手法】針5分。

49
秩邊

【穴位】從尾骶端上3寸旁開3寸。

【主治】坐骨神經痛（扎到穴會麻到腳底）。

【手法】針2.5寸至3寸。

【處方】坐骨神經痛→用獨活寄生湯。
腰扭傷→疏經活血湯。

50
承扶

【穴位】在臀股溝之正中央。

【主治】坐骨神經痛，腰酸背痛。

【手法】針1.5寸。

【補充】坐骨點：1.從承扶直上2寸。
2.針與直治同承扶。

51
殷門

【穴位】從承扶直下6寸。

【主治】坐骨神經痛。

【手法】針1寸。

坐骨點
2寸
承扶
6寸
依後腳踝中線為基準
殷門
8寸
委陽

52 浮郄

【穴位】從委陽直上1寸。

【主治】坐骨神經痛，一切生殖及泌尿器官諸疾（委中透委陽作雙眼皮對側下針）。

【手法】針1寸。

53 委陽

【穴位】從委中外開1寸。

【主治】同浮郄。

【手法】針1寸。

54 委中

【穴位】在膝後之膝膕橫紋正中央直對後跟腱，為四總穴之一。

【主治】一切腰背痛、坐骨神經痛、膀胱發炎、尿血、結石、多尿。

如放血→主治下焦風熱具有清熱解毒之功。※委中放血主治靜脈瘤有特效。或者扎太淵配列缺→放一點點。

目視不明→委中放血亦可治痔瘡，腰痛（閃腰）。

【手法】針1寸。

55 合陽

【穴位】從委中直下2寸。

【主治】針與主治同委陽。

56 承筋

【穴位】介於合陽與承山中點。

【主治】利腰腿、腳跟痛，引少腹、寒痺、便泌。

【手法】禁針。

57 承山

【穴位】在腓腸肌下緣正中央凹陷處。

【主治】轉筋、痔瘡、痔瘻、坐骨神經痛、中風或腦震盪後之半身不遂，下肢癱瘓。

【手法】針1寸。

【配穴】承山配孔最→治痔瘡、痔瘻特效。

58 飛揚

【穴位】為膀胱經之絡穴，從崑崙直上7寸肌腱前。

【主治】坐骨神經痛、小便頻散、腎虛、耳鳴、膀胱經頭痛、失眠、具有上清頭目之功、一切生殖泌尿器官諸疾。

【手法】針1寸。

59 跗陽

【穴位】從崑崙直上3寸，正當大筋前。

【主治】坐骨神經痛。

【手法】針8分。

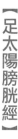

60
崑崙

【穴位】以大指指腹按住外踝尖，向後水平按則指尖盡處。

【主治】針5分。

【手法】坐骨神經痛，頭痛，目眩。

61
僕參

【穴位】從崑崙直下，正當跟骨下緣。

【主治】坐骨神經痛，足底挫傷，足心熱。

【手法】針5分。

【配穴】先扎合谷後扎僕參→治後跟走路跛腳

62
申脉

【穴位】以大指指腹最高點按住外踝尖，垂直往下按則指尖盡處在骨縫裏，為八脈交會穴之一。

【主治】坐骨神經痛，頭痛，目赤，顏面諸疾

【手法】針3分，配後谿治腰背痛、坐骨神經痛。

63
金門

【穴位】以食指第二節橫紋按住外踝尖往前斜下45度方向按則指尖盡處（正當骰骨後緣），為膀胱經之郤穴。

【主治】瀉痢不止特效、腳氣水腫、足踝扭傷、坐骨神經痛。

【手法】針5分。

64 京骨

【穴位】在足第五趾，本節後正當第五蹠骨粗隆前緣凹陷前。右痛扎右，左痛扎左，如整個坐骨神經痛，則男左，女右，為膀胱經之原穴。

【主治】一切坐骨神經痛，腰痛，特別有效，多尿，腎虛，膀胱結石痛。

【手法】針8分。

65 束骨

【穴位】在足第五趾外側本節後凹陷處。

【主治】坐骨神經痛、產難、胞衣不下痛經

【手法】針5分。

66 通谷

【穴位】在足第五趾外側，本節前凹陷處，正當本節橫紋盡處。

【主治】坐骨神經痛，產難，胞衣不下。

【手法】針3分（由前往後沿皮扎）。

67 至陰

【穴位】在足第五趾外側，距指甲一分處。

【主治】產難，痛經，坐骨神經痛，腰痛，心下滿，顏面神經麻痺及三叉神經痛特效穴（扎對側）。

【手法】針1分或放血。

後記

【常用穴道】

下列穴道平常多按摩，可自己操作簡易又方便，可預防疾病；足三里、血海、腎俞、關元穴用灸效果更佳。（耳針：針灸器材有售用貼的）

1 保養強壯長壽穴

以9為單位數按壓，平常保健按壓36下，
如治病則按54下。

【主治】足三里：可保元氣不衰，所以稱長壽穴
【手法】灸足三里（小兒忌灸）。

【主治】可防止中風
【手法】曲池、肩井、足三里、三陰交、絕骨，灸其穴，並
且常按摩百會、曲池、內關、外關、合谷、血海、
太衝。

【主治】養生保健、袪除黑斑
【手法】灸關元、足三里、腎俞、曲池、血海。

【主治】清熱解毒，一切皮膚病
【手法】按摩曲池。

【主治】打呃不止
【手法】灸足三里。

【主治】頭痛頭風
【手法】按壓風池。

【主治】痔瘡
【手法】針或按摩孔最。

【主治】心臟疾病
【手法】平常多按壓勞宮、內關、極泉（在腋窩）、中衝，
刮痧膏肓穴。

2　流行性感冒

【主治】預防感冒

【手法】 灸足三里預防流行性感冒，平常亦可按摩肺經原
穴、太淵以及合谷穴，預防感冒保健。

【主治】喉嚨痛

【手法】 ① 少商、中商、老商放血，可減緩喉痛。

② 按壓曲池（雙）、合谷（雙）。

③ 按壓足三里、合谷。

④ 有痰按壓尺澤、孔最。

⑤ 氣喘按壓魚際。

【主治】頭暈、頭痛

【手法】 風池、風府（督脈）按摩此二穴。

【主治】發熱不退

【手法】 輕刮大椎穴，配合按摩後谿、曲池、合谷。

【主治】小兒感冒發燒

【手法】 按摩上星、合谷、內關、風池、風府，塗萬金油。

後記

3　運動系統疾病

(運動傷害及扭傷)

【主治】足內踝扭傷

【手法】針中封、商丘、太谿等穴或用手指按壓三陰交，可減輕疼痛。

【主治】足外踝扭傷

【手法】針丘墟、解谿、足臨泣、崑崙等穴。或用手按壓再配合三陰交。

【主治】落枕頸項痛

【手法】① 針或按摩落枕穴（在食指、中指，本節後骨交叉處），配合頸部左右轉動或肩井。
② 針懸鐘穴或太谿穴。

【主治】腰扭傷：腰椎穴（在手掌第四指及小指本節後骨交叉處）

【手法】針或手指按壓，配合腰部扭動，以及委中穴放血。

【主治】肩胛肌肉痛或五十肩

【手法】① 針肩井、肩髃、肩髎、臂臑。
② 條口透承山用手按壓。

【主治】肘關節

【手法】針曲池、手三里、肘髎、少海，配以手法按壓。

【主治】**手腕關節**

【手法】針（外、內關）、支溝、中渚、陽池、間使，或用
手按壓。

【主治】**膝關節**

【手法】針陽陵泉、透陰陵泉。

【主治】**手臂痛**

【手法】針肩井、曲池、或用手按壓。

【主治】**腰酸痛**

【手法】委中放血配按摩腎俞。

【主治】**坐骨神經痛**

【手法】針或按摩秩邊、環跳。

【主治】**足心痛**

【手法】按摩崑崙穴。

【主治】**手臂冷痛**

【手法】針肩井、曲池、手三里，或用手按壓。

【主治】**網球肘**

【手法】曲池。

【主治】**股膝內痛**

【手法】委中放血、灸足三里、按壓三陰交。

【主治】**腰痛不能久立、腿膝脛酸重**

【手法】跗陽、灸腎俞（腎虛）、命門（未滿20禁灸）。

後記

4　急救穴

【主治】陣發性心動過速

【手法】常按摩內關、三陰交、曲池、足三里、心俞、通里、膏肓、肩井。

【主治】心臟急救穴：極泉穴（用手重捏）

【主治】心臟衰竭

【手法】① 刺內關、少商、人中、湧泉（雙）配合灸百會。
② 按摩合谷、人中、內關、神門、灸足三里。

【主治】溺水

【手法】強刺湧泉穴，不醒加刺會陰及內關、人中。

【主治】休克、昏迷、小兒驚厥

【手法】十宣放血（位於兩手十指尖端）。

【主治】中暑重症

【手法】刺人中、十宣、12井穴，曲澤放血。

【主治】中暑輕症

【手法】按摩大椎、曲池、合谷、太衝、內關。

【主治】耳針

【手法】神門、交感、心、腎上腺、耳尖放血。

5 傳染性肝炎

【手法】按摩大椎、肝俞、膽俞，針陽陵泉透陰陵泉，灸足
三里、按摩三陰交。

【手法】耳針：肝炎點、肝、三焦、交感、膽。

6 高血壓

【手法】常按摩曲池、太衝、合谷，灸足三里、神門、翳
風、三陰交、百會。

【手法】耳針：皮質下、降壓溝、神門、交感、降壓點、高
血壓點。

【手法】灸→足三里發灸瘡，以及按壓絕骨。

【手法】針→風池、百會、合谷、陽陵泉。

7 暈車

【手法】按壓內關、合谷、翳風。

8　抽筋

【手法】按摩承山、委中、太衝、三陰交。

9　婦科病

【主治】**更年期**

【手法】常按摩太谿、太衝、神門、腎俞、湧泉、血海、三
　　　　陰交、合谷穴。

【主治】**痛經、經來腹脹**

【手法】常按摩關元、中極、氣海、三陰交。
　　　　耳針：神門。

【主治】**更年期耳針**

【手法】貼耳針或按摩內分泌、神門、子宮、腎點。

【主治】**血崩**

【手法】灸百會、大敦、隱白穴。

【主治】**月經不調**

【手法】灸關元、三陰交、足三里、中極、血海。
　　　　耳針：腎、內分泌、卵巢、子宮。

10	減肥

【手法】耳針：內分泌、神門、屏耳、糖尿病。

11	睡眠障礙

【手法】常按摩：神門、內關、三陰交、太衝、太谿、湧泉、翳風。

12	胃痛

【主治】常見胃痛有急、慢性、胃或十二指腸潰瘍等原因

【手法】針足三里、內關（足三里用灸的較佳）。

【手法】備用穴：中脘、胃俞、三陰交、公孫。

【手法】耳針：胃區、皮質下，十二指腸。

13	胃下垂

【手法】針或灸：足三里、氣海、關元（灸比針好）。

14 糖尿病

【主治】糖尿病中醫稱為消渴症，根據症狀又可分為上、中、下三焦，故與肺、脾、腎三臟有關係及其表腑有關連，也就是肺、大腸表裡經、脾胃、肝、腎、取穴如下，並控制飲食，血糖……。

【手法】灸：肺俞、脾俞、腎俞、足三里、中脘、少商、魚際、丹田、太谿……。

【手法】耳針：內分泌、肺、渴點、腎。

【手法】多灸腎俞、關元、足三里。

15 男人陽痿不起

【手法】灸：腎俞、關元、氣海、足三里、三陰交。

【手法】耳針：外生殖器、睪丸、內分泌、神門。

眼疾

【主治】眼睛酸澀

【手法】按摩眼睛四周穴道→睛明、攢竹、承泣、瞳子髎、絲竹空、魚腰。

【主治】近視

【手法】輕按摩睛門、攢竹、合谷、灸足三里、承泣。

【手法】按摩風池、合谷。

【主治】視物不清、多淚

【手法】耳針：肝、眼、降壓溝。

【主治】老花眼

【手法】按壓養老穴。

【主治】一切眼疾

【手法】按摩常用穴道：睛明、攢竹、瞳子髎、太衝、合谷、足三里、三陰交、肝俞、腎俞、養老。

【手法】耳針：肝、眼、目、降壓溝、神門、皮質下。

17　一切耳疾 (耳鳴、耳聾、……等)

【手法】多按摩聽宮、聽會、翳風、瘂門、養老、合谷、中渚、外關。
灸腎俞、足三里。

【手法】耳針：外耳、內耳、神門、內分泌、腎。

18　急慢性鼻炎

【手法】多按摩合谷、迎香（不聞香臭）、禾髎、上星。鼻塞、流鼻血配合「合谷穴」。

【手法】耳針：外鼻、內鼻、神門、內分泌、腎上腺。

19　補遺 (跟著十二經絡來養生)

☯ 手太陰・肺經 ☯

寅時・03:00-05:00

主要治療 呼吸系統相關疾病

◇ **喘息：**

　按摩列缺配足三里。

◇ **偏頭痛：**

　按摩列缺配太淵。

◇ **頭項諸痛：**

　按摩列缺。

◇ **喘息、扁桃腺炎：**

　按摩尺澤。

◇ **咽痛：**

　少商放血。

☯ 手陽明・大腸經 ☯

卯時・05:00-07:00

主要治療 頭面五官疾病

● ●

◇ **咽喉腫痛：**

　　商陽放血，少商放血。

◇ **口面諸疾：**

　　常按摩合谷。

◇ **鼻病：**

　　常按摩合谷配迎香。

◇ **胃疾：**

　　常按摩合谷配足三里。

◇ **皮膚疥癬搔癢：**

　　曲池灸或針。

◇ **預防中風：**

　　常按摩曲池配肩井。

◇ **中風半身不遂：**

　　針曲池配支溝、環跳、絕骨、陽陵泉。

◈ **頭部諸疾，兩手不如意：**

　　針曲池配合谷。

◈ **肘關節灸：**

　　針曲池配手三里。

◈ **小便失禁：**

　　針曲池配外關、合谷、足三里。

◈ **鼻病：**

　　多按摩迎香、禾髎、風池。

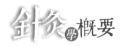

☯ 足陽明 · 胃經 ☯

辰時 · 07:00-09:00

主要治療 腸胃及頭面五官疾病

◇ **口眼歪斜：**

針或按摩地倉配頰車。

◇ **腸痛泄瀉：**

針或按摩天樞配足三里（灸）。

◇ **哮喘痰多：**

針或按摩豐隆穴。

◇ **齒痛：**

針或按摩下關、合谷、頰車。

◇ **腸疾：**

針或按摩天樞。

◇ **治甲狀腺腫：**

針或按摩配足三里、曲池、三陰交、天突。

◇ **治急性胃腸灸：**

按摩足三里配中脘。

◈ **治胃潰瘍：**

　　按摩足三里配脾俞。

◈ **治便祕：**

　　針足三里配支溝。

◈ **治喘息：**

　　針或按摩足三里配列缺。

◈ **治寒濕腳氣：**

　　針或按摩足三里配三陰交、絕骨。

◈ **治小便不通：**

　　針或按摩足三里配陰陵泉。

◈ **治肝家血少目昏花：**

　　灸足三里配肝俞。

◈ **治半身不遂：**

　　針曲池或按摩。

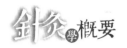

足太陰・脾經

巳時 · 09:00-11:00

主要治療 消化系統、婦科疾病

．．．．．．．．．．．．．．．．．．．．．．．．．．．．．．．

◈ **月經不來：**

　　灸三陰交配血海，孕婦忌針、灸。

◈ **脾氣將絕：**

　　灸食竇、關元。

◈ **三陰交：**

　　針或按摩治男女生殖器之疾，尤其陰莖痛效果顯
　　著。

◈ **血海：**

　　用灸治一切婦科血病主穴（月經不順）。

◈ **食竇：**

　　用灸治肝臟痛的主要穴。

☯ 手少陰・心經 ☯

午時 · 11:00-13:00

主要治療 心臟疾及神經、精神病

◈ **耳鳴：**

按摩少海。

◈ **兩臂麻木：**

按摩少海配手三里。

◈ **盜汗：**

按摩陰郄，無效再配合谷穴、勞宮穴。

◈ **神經衰弱、狹心症：**

按摩神門。

◈ **心臟休克昏迷：**

少衝放血再配合12井穴更佳。

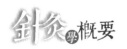

☯ 手太陽 · 小腸經 ☯

未時 · 13:00-15:00

主要治療 五官、頸部、上肢外側疾病

◇ **後谿：**

針後谿配大椎、曲池、合谷，可治高熱不退。

◇ **後谿：**

針後谿配聽宮，可治頸項強、肩背痛、耳聾、耳鳴。

◇ **臑俞：**

針或灸，可降血壓、肩胛關節痛。

☯ 足太陽・膀胱經 ☯

申時・15:00-17:00

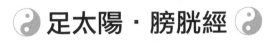

主要治療 頭、頸、背、腰、下肢疾病

◇ **膝關節痛：**

針委中配陽陵泉。

◇ **下肢麻痺：**

灸腎俞、委中、承山。

◇ **精力增強：**

灸腎俞、關元、氣海。

◇ **各種慢性病：**

膏肓刮痧。

◇ **婦人難產：**

灸至陰。

◇ **痔瘡：**

扎承山、孔最、二白（大陵穴上4寸）、委中。

☯ 足少陰・腎經 ☯

酉時・17:00-19:00

主要治療 泌尿、生殖系統疾病

◇ **湧泉：**

常按摩湧泉治足心痛、腳氣水腫、高血壓。

◇ **太谿：**

按摩太谿治一切腎臟病、足跟痛、足關節炎。

◇ **十宣穴：**

十宣穴（左右掌共十穴道）急救用途較多，民間廣泛

應用於熱病、癲癇、小兒驚風等。

◇ **戒毒、戒酒：**

針復溜、築賓。

◇ **便閉：**

按摩照海配支溝。

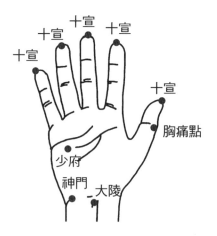

☯ 手厥陰 · 心包絡經 ☯

戌時 · 19:00-21:00

主要治療 胸腔、心臟、胃等疾病

◈ 心絞痛：

　　針或按摩郄門配內關，大陵。

◈ 心臟病：

　　針或按摩內關透外關，間使透支溝，合谷、足三
里。

◈ 失眠：

　　常按摩內關、神門、翳風、三陰交。

◈ 郄門：

　　用針治心臟瓣膜障礙，狹心症。

◈ 大陵：

　　心包經原穴主治一切心臟。

　　配人中、足三里→治口臭。

　　配外關、支溝→治便閉。

　　配內關、合谷→治五指不能握或麻木。

　　配外關→治腕中疼痛。

後記

◈ **內關：**

用針治高血壓一切心臟病，為心臟休克、暈迷的急救穴。

◈ **中衝：**

放血加上十宣放血，可治中風不省人事，牙關緊閉。

◈ **勞宮：**

按摩勞宮治心臟無力、高血壓、休克（強制激針）。

☯ 手少陽・三焦經 ☯

亥時・21:00-23:00

主要治療 耳、頭、眼、咽喉部疾病

◇ **液門：**

按摩液門治喉痛配魚際。手臂紅腫連腕痛，與後谿、三間並列之穴道。

◇ **中渚：**

按摩中渚治腰痛、背痛。

◇ **陽池：**

按摩陽池治腕關節風濕、糖尿病、手腕無力。

◇ **外關：**

按摩外關治中指麻木、目視不明。

◇ **天井：**

按摩天井治一切皮膚病，具有清熱解毒之功。

◇ **翳風：**

按摩翳風治耳鳴、耳聾、目視不明，有安眠鎮靜心之作用。

◇ **和髎：**

按摩和髎治砂眼、結膜炎。

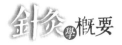

足少陽・膽經

子時・23:00-01:00

主要治療 頭、身側面疾病

◈ **預防中風：**

發現中指麻木：速灸肩井、曲池。

◈ **月經即來：**

灸帶脈、血海、三陰交、足三里四穴。

◈ **風濕、冷痺：**

針陽陵泉配環跳。

◈ **眼睛疲勞：**

按摩睛明、陽白、承泣。

◈ **肩膀酸痛：**

按摩肩井、肩髃。

◈ **懸鐘(又名絕骨)：**

按摩懸鐘，治中風半身不遂，腳疾。髓會絕骨所以治腦及脊髓病。踝跟骨痛灸崑崙，更有絕骨共丘墟。

◈ **聽會：**

按摩聽會，治耳聾腮腫、耳鳴、重聽。

◈ 風池：

按摩風池，治頭暈目眩、頭痛、頭風。

◈ 肩井：

按摩肩井，治狐臭、乳癬、偏頭痛。

◈ 環跳：

按摩環跳，治坐骨神經痛。

環跳配委中（放血）、崑崙治腰背酸痛。

針環跳配後谿、陽陵泉袪風濕下肢麻痺。

◈ 風市：

針風市治腿膝無力。

針風市配環跳、承山治坐骨神經痛。

針風市配陽陵泉治全身酸痛。

◈ 光明：

針光明治目疾。

◈ 丘墟：

針丘墟為膽經原穴，主治一切肝膽病，足關節扭傷疼痛。

◈ 陽陵泉：

針陽陵泉治膝蓋酸痛配陰陵泉。

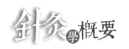

☯ 足厥陰 · 肝經 ☯

丑時 · 01:00-03:00

主要治療 小腹、肝膽及頭面疾病

⬥ **大敦**：

用灸治疝氣、小便不禁，大便秘結。

⬥ **太衝**：

針太衝治一切肝膽病、心脹咽痛。

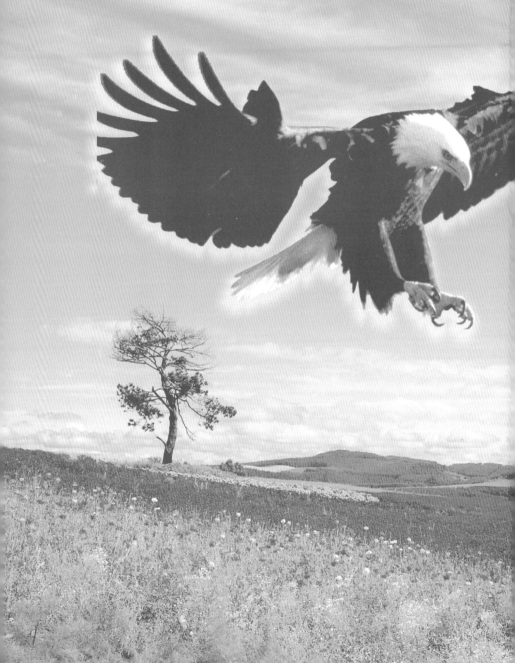

大展好書　好書大展
品嘗好書　冠群可期

大展好書　好書大展

品嘗好書·冠群可期